DESSINS ÉDITORIAUX

D1337871

SOURIS ET MOI

PAR RAYNALD BASQUE

Marie-Josée
C'est avec joie que nous
avons partagé ces journées
ensembles! Bonne lecture

Les Éditions Faye

55, rue des Cascades, Lévis
(Québec) G6V 6T9
Téléphone et Télécopieur (418)-833-9840

537, boul. St-Pierre ouest, Caraquet
(N-B) E1W 1A3

Conception et illustration de la page couverture :
Raynald Basque

Mise en page :
Info 1000 Mots Inc.

Impression :
Acadie Presse

Production :
Les Éditions Faye

ISBN 2-921824-00-0

Dépôt légal – 4e trimestre 1994
Bibliothèque nationale du Québec
Bibliothèque nationale du Canada

Imprimé au Canada

Préface

Durant des années, nous avons apprivoisé Midi, la petite souris des caricatures du quotidien l'Acadie Nouvelle. Cette créature adorable, née au bout de la plume de l'artiste acadien Raynald Basque, nous a instruits tout en nous fascinant.

Midi est devenue une amie. Chaque jour, dans la cuisine ou au salon, elle nous a accompagnés, nous a raconté la vie : les succès et les misères du peuple, ses espoirs et ses soucis, les jours de soleil et les jours de tempête. Elle a parlé de grandeur et de velléités. Sa voix a suggéré, supplié, prié... Son oeil a souri... s'est moqué... s'est attristé... a pleuré. Midi a porté l'étendard étoilé qui guide le plus faible et éclaire le chef de file.

Aujourd'hui Midi, toujours avec la même vivacité, la même animation, et la même générosité, nous érige tout un pan d'histoire à travers des messages traduits dans une oeuvre artistique qui mérite les plus beaux éloges. Ce bouquin nous est livré comme un cadeau inattendu pour amuser et nourrir l'esprit.

Avec la parution de Souris et Moi, Raynald Basque nous offre en partage son génie, ses valeurs et son sens du pays. Nous lui devons une reconnaissance dont seul le temps nous permettra d'en évaluer le mérite. Il vient d'ajouter au grenier de l'Acadie une autre de ses impressionnantes récoltes artistiques.

C'est pour nous un véritable privilège d'éditer Souris et Moi.

Denis Sonier
Les Éditions Faye

*Je dédie cet ouvrage à mon épouse Donalda qui,
dès le début, a eu la bonne idée de conserver mes oeuvres :
textes, poèmes, chansons, dessins variés
et bien sûr ces caricatures.*

*À notre fils Michel.
Il en apprendra sûrement beaucoup
sur les événements qui ont meublé
les années entourant sa naissance.*

Raynald Basque

Reconnaissance

Je salue au passage mes amis du journal, l'Acadie Nouvelle, en particulier ceux de l'époque où j'y ai travaillé : Michel Doucet, Nelson Landry, Martin Pitre, Léopold Poirier, Jean-Marie Nadeau, Henri Motte, Alcide Leblanc, le regretté Éric Goguen et toute l'équipe du journal, sans oublier Mona Cormier et Denise et Yvonne Chiasson.

Merci à toutes les lectrices et tous les lecteurs, parmi lesquels nombre d'enfants, pour leur appui, leur appréciation et leur fidélité durant toutes ces années.

Raynald Basque

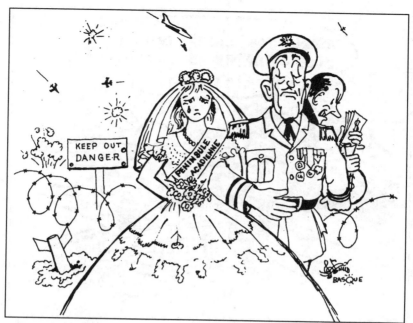

15 septembre 1988

La vente de près d'un tier de la péninsule acadienne
pour l'agrandissement d'un camp militaire à proximité de Tracadie.

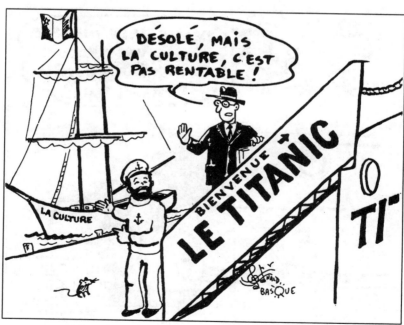

19 septembre 1988

Première apparition de la petite souris,
née d'une pure coïncidence.
Notez l'erreur dans le drapeau acadien : l'étoile est du mauvais côté.

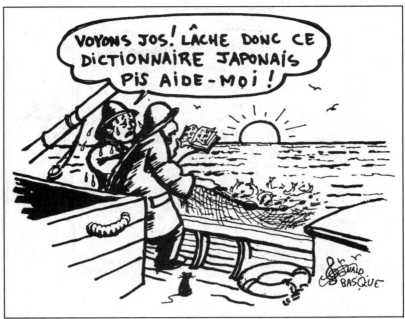

21 septembre 1988

Il m'apparaissait important à l'époque de connaître les Japonais, puisqu'ils étaient les maîtres du marché de la pêche.

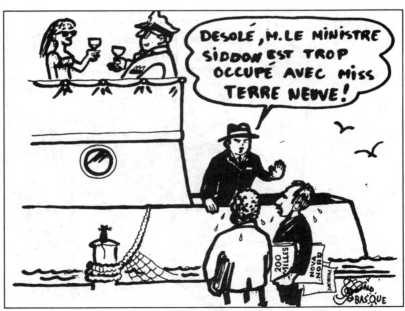

22 septembre 1988

Le ministre des Pêches était difficile à rejoindre ;
on le disait toujours quelque part à Terre-Neuve alors que
les représentants des pêcheurs acadiens, tels Gastien Godin
et Réginald Comeau, tentaient désespérément de le voir.

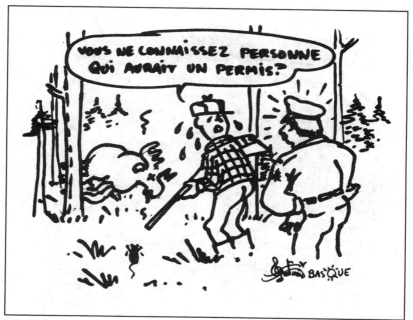

L'appât de l'orignal était trop fort.

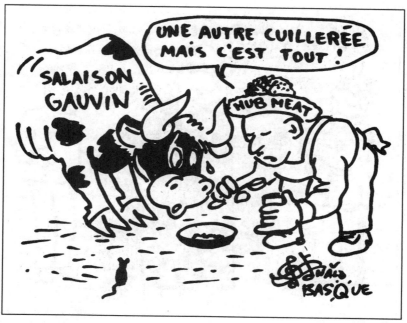

30 septembre 1988

La Salaison Gauvin de Paquetville rejette les offres patronales
de la Hub Meat, ce qui entraînera une fermeture définitive.

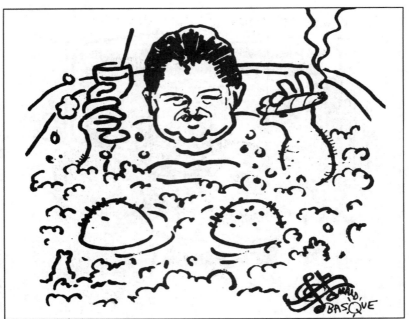

3 octobre 1988

Jean Gauvin remplace Roger Clinch dans le comté de Gloucester
et rêve de s'installer à la Chambre des communes.

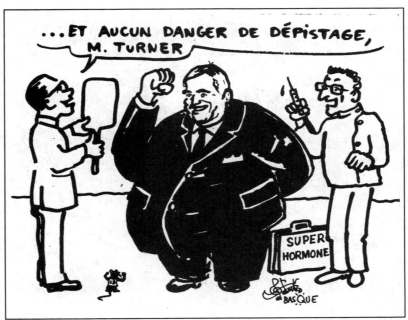

5 octobre 1988

Le scandale des stéroïdes anabolisants
déteint sur la politique.

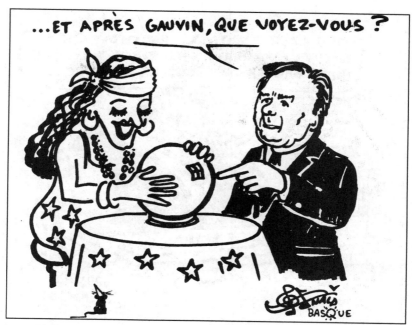

11 octobre 1988

Douglas Young passe de la scène politique provinciale
à la scène fédérale et affronte Jean Gauvin.
Il ne manque pas d'optimisme quant à sa victoire.

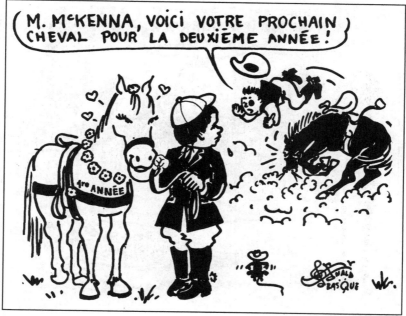

13 octobre 1988

Premier anniversaire du gouvernement McKenna.

13

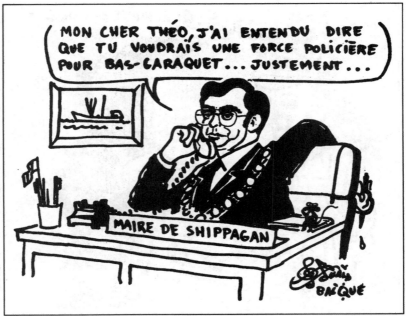

17 octobre 1988

La ville de Shippagan a des difficultés avec sa force policière
et Bas-Caraquet voudrait se doter de sa propre sûreté municipale.

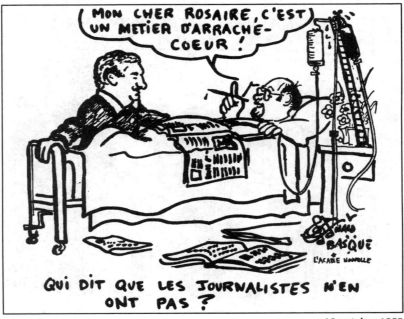

19 octobre 1988

Jean Pedneault, journaliste bien connu,
s'est fait greffer un nouveau coeur.

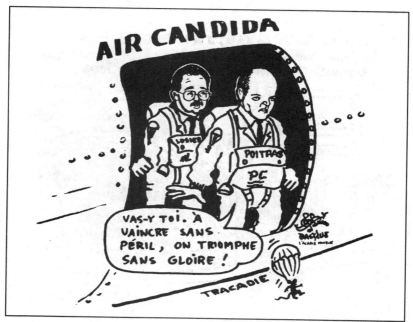

21 octobre 1988

La démission de Douglas Young dans la circonscription de Tracadie crée un vide qu'il faudra combler. Denis Losier sera le candidat à l'élection partielle. Les conservateurs auraient pu présenter un candidat contre Losier, mais ils ont jugé la circonscription trop libérale.

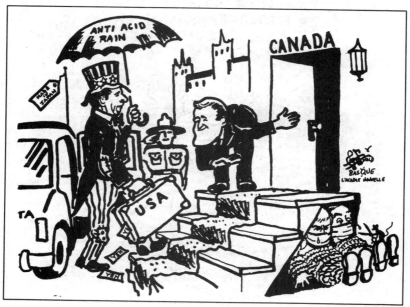

26 octobre 1988

Brian Mulroney semblait vouer une admiration sans borne à son ami Ronald Reagan. John Turner et Ed Broadbent n'y peuvent rien.

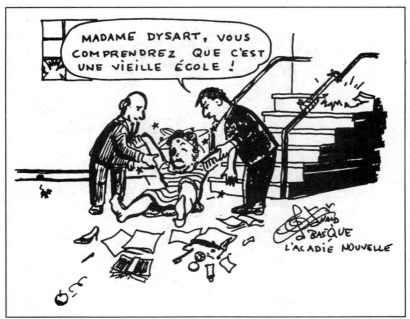

31 octobre 1988

Shirley Dysart, ministre de l'Education, en visite à l'école élémentaire de Shippagan. La fiction aurait pu devenir réalité.

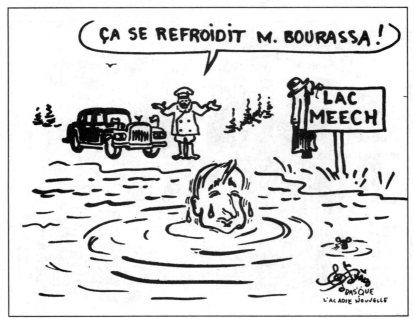

3 novembre 1988

Ah ! ce fameux lac Meech.

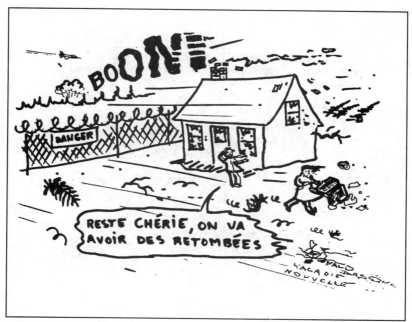

9 novembre 1988

Le camp militaire de Tracadie et les promesses
de retombées économiques.

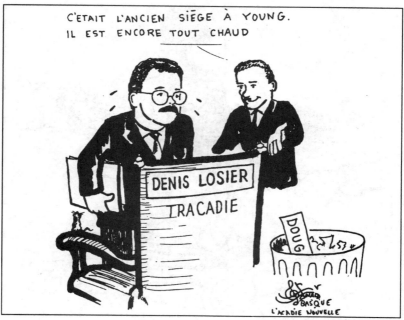

16 novembre 1988

Ce qui devait arriver, arriva !

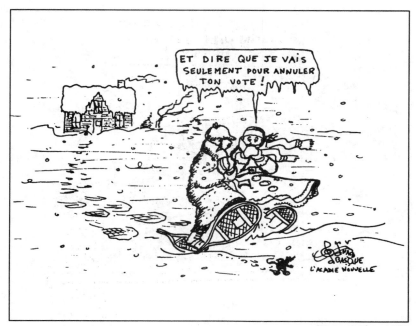

22 novembre 1988

Les gens bravent la tempête pour aller voter à l'élection fédérale.

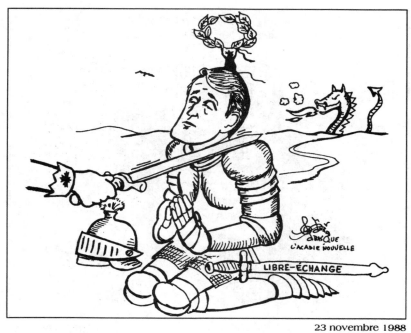

23 novembre 1988

Brian Mulroney gagne l'élection avec la promesse du libre-échange.

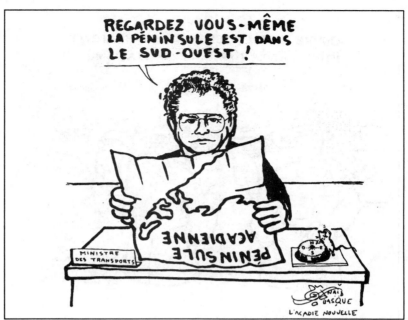

2 décembre 1988

Voici pourquoi l'argent des routes s'en allait
vers le sud-ouest de la province.

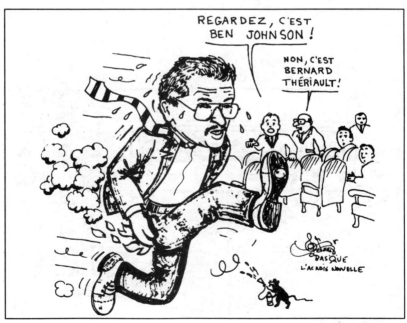

6 décembre 1988

En pleine discussions politiques, le pantalon de Bernard Thériault
a pris feu. « J'avais deux paquets d'allumettes ouverts dans une poche
de mon pantalon », a expliqué plus tard Thériault, député de Caraquet.

19

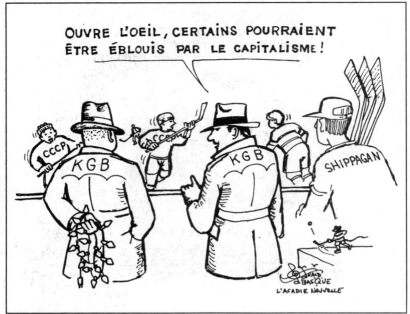

7 décembre 1988

L' équipe soviétique de hockey venue jouer à Shippagan.

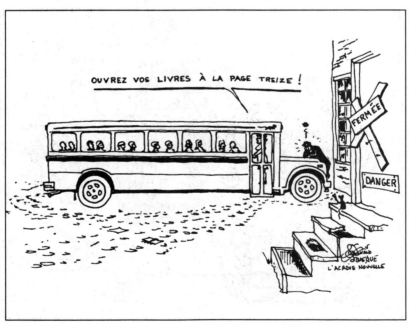

8 décembre 1988

La ministre Shirley Dysart ne dispose pas d'argent
pour la construction d'écoles pour la prochaine année.

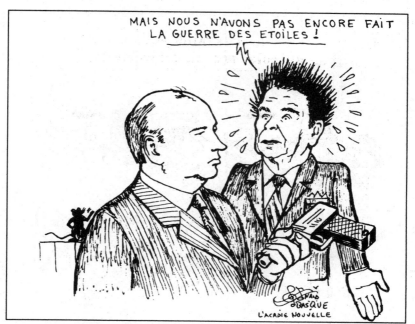

MAIS NOUS N'AVONS PAS ENCORE FAIT LA GUERRE DES ETOILES!

9 décembre 1988

Gorbatchev se fait pacifique alors que Ronald Reagan
se prépare pour la guerre.

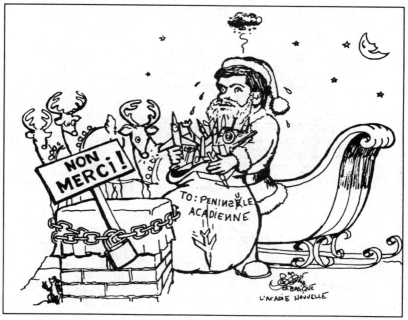

NON MERCI!

TO: PÉNINSULE ACADIENNE

13 décembre 1988

La péninsule acadienne ne veut pas du camp militaire
et refuse les promesses de McKenna.

21

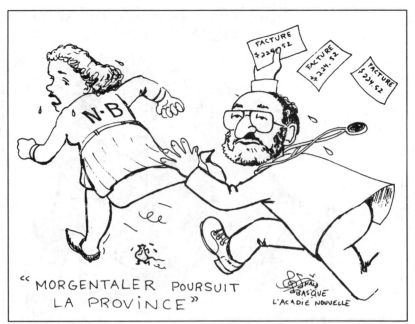

15 décembre 1988

La petite souris a eu la peur de sa vie.

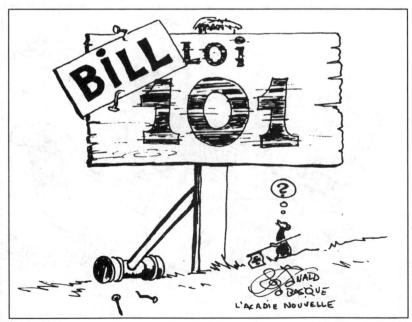

16 décembre 1988

La Cour Suprême déclare inconstitutionnelle la Loi 101 interdisant l'anglais dans l'affichage au Québec.

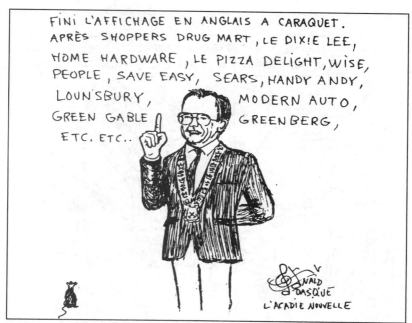

20 décembre 1988

Le maire de Caraquet, Germain Blanchard, dans sa croisade
contre l'affichage en anglais.

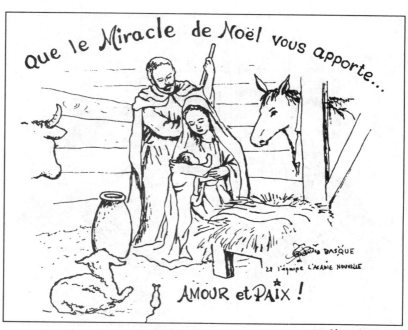

23 décembre 1988

Le premier Noël de la souris.

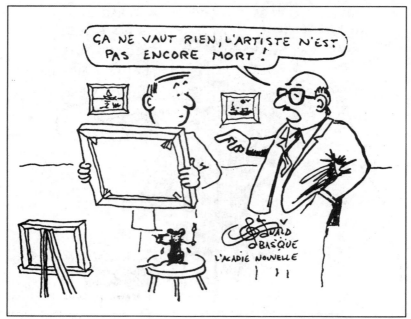

29 décembre 1988

Au Nouveau-Brunswick, la politique culturelle
et la protection économique des artistes se font attendre.

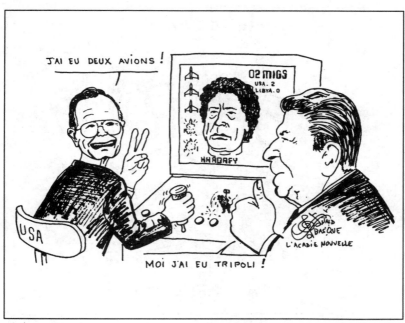

5 janvier 1989

George Bush et Ronald Reagan jouent à la guerre contre Khadafi.

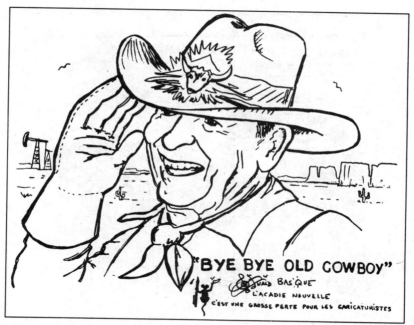

13 janvier 1989

Le départ de Ronald Reagan.

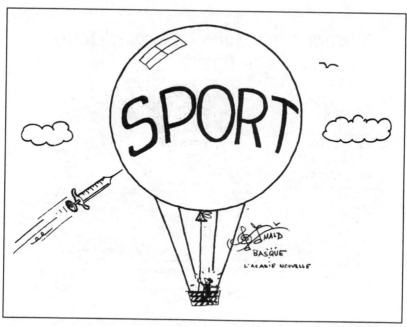

16 janvier 1989

Le sport est menacé par le dopage.

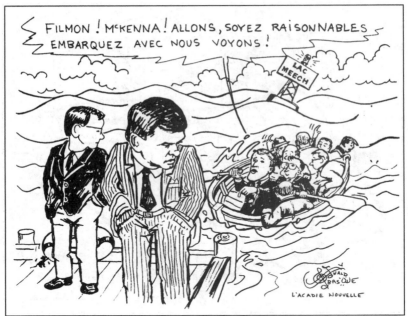

19 janvier 1989

Les deux dissidents.

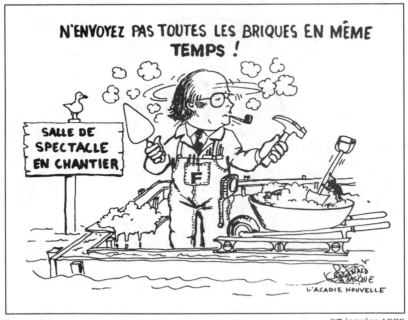

27 janvier 1989

Pauvre Léandre Ferron ! Il lui manque encore des briques en 1995 !

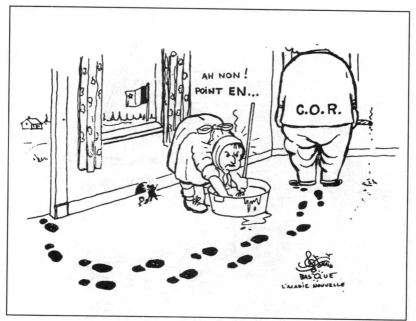

30 janvier 1989

Le parti C.O.R. : un parti politique plutôt dérangeant pour les Acadiens.

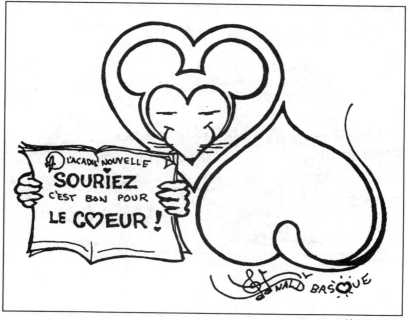

1 février 1989

Un p'tit coup d'coeur.

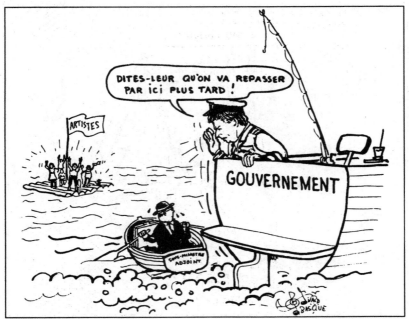

2 février 1989

Le ministre, Roland Beaulieu, crée une division de la culture
avec le poste de sous-ministre adjoint.

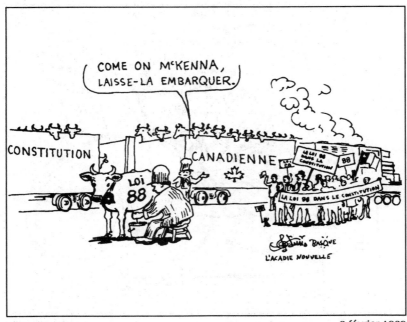

8 février 1989

McKenna n'est pas très pressé d'enchâsser dans la constitution la loi 88
sur l'égalité des langues officielles.

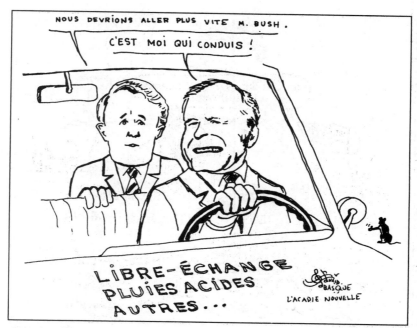

13 février 1989

Mulroney s'impatiente de la lenteur du processus en vue du libre-échange commercial avec les États-Unis.

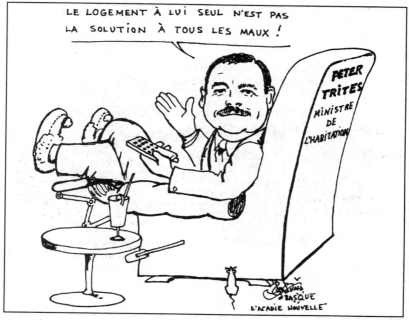

15 février 1989

Il est difficile, pour quelqu'un confortablement installé, d'être sensibilisé aux problèmes des sans abri.

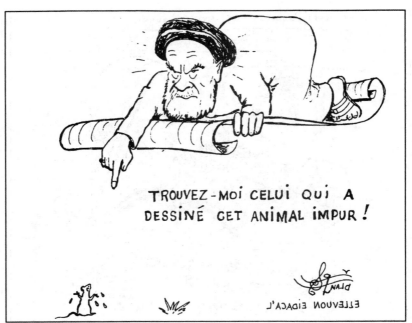

20 février 1989

L'Ayatollah Khomeiny avait condamné Salman Rushdie à mort
pour avoir écrit un livre controversé : « Les Versets sataniques ».
J'ai truqué ma signature pour ne pas me faire reconnaître.

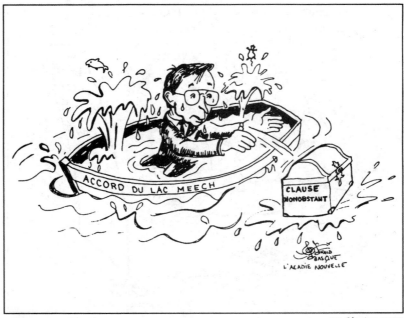

21 février 1989

Robert Bourassa est prêt à tout pour sauver l'accord du lac Meech.

30

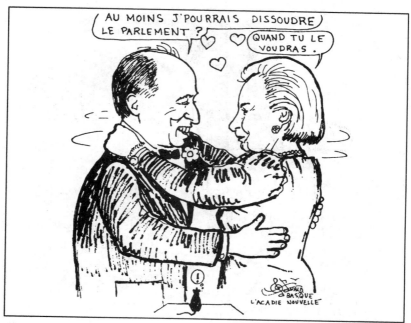

22 février 1989

Pierre-Elliot Trudeau avait été proposé pour succéder à Jeanne Sauvé
au poste de gouverneur général du Canada.

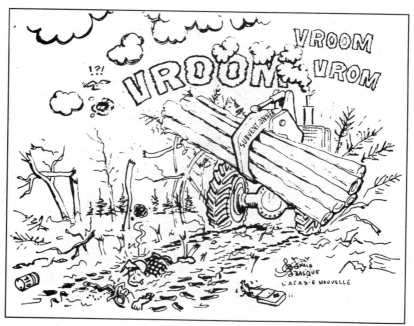

28 février 1989

La machine remplace le bûcheron.

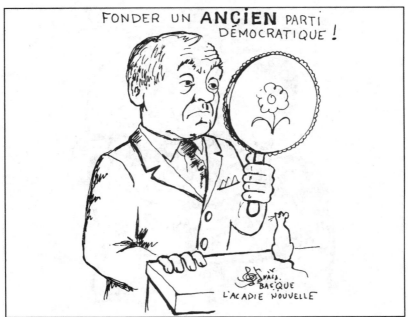

Ed Broadbent s'interroge.

6 mars 1989

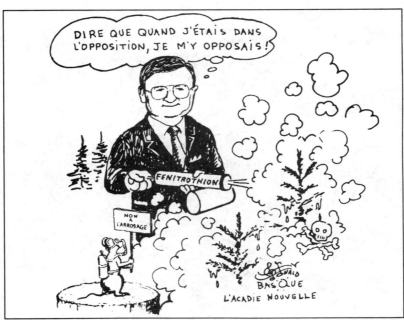

9 mars 1989

Morris Green, ministre des Ressources Naturelles du N.-B.,
n'est pas plus écolo que les autres.

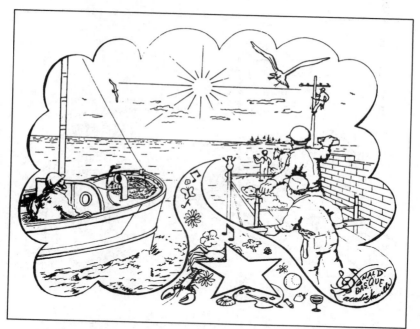

Un intermède

28 mars 1989

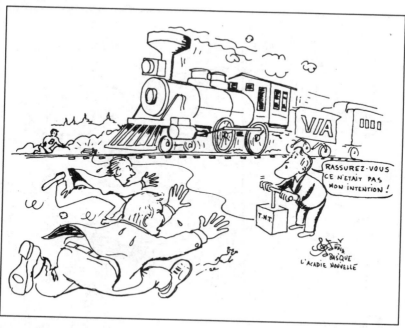

30 mars 1989

Turner et Broadbent essaient d'empêcher Mulroney de couper
dans le budget de Via Rail.

33

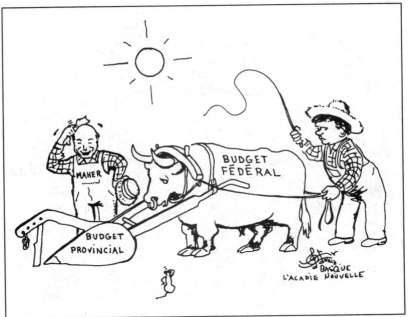

Allen Maher, ministre des Finances du N.-B.,
décide de déposer un budget un mois avant celui du fédéral.

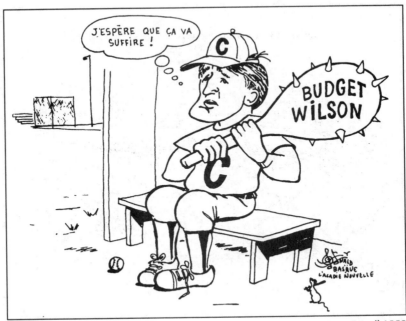

La réalité économique du Canada exige d'utiliser les grands moyens.

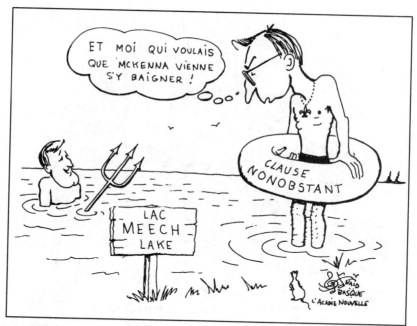

10 avril 1989

Robert Bourassa commence à se méfier.

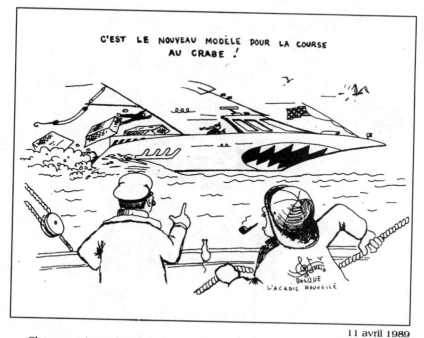

11 avril 1989

Chaque saison de pêche au crabe déclenche une véritable course.

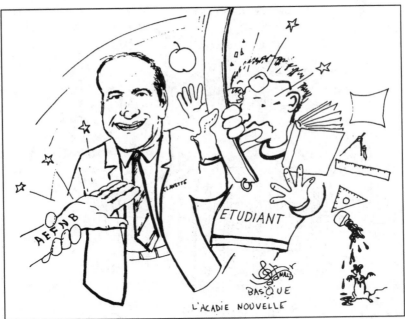

25 avril 1989

Grève de zèle des enseignants. Le ministre responsable
des négociations avec les employés du secteur public, Gérald Clavette,
punit les élèves en voulant faire la vie dure aux enseignants.

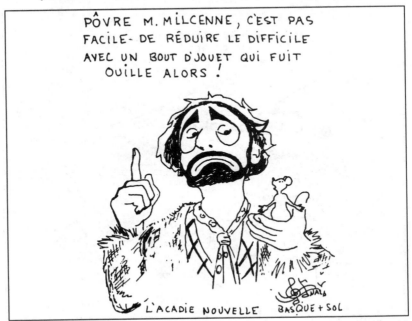

28 avril 1989

J'ai utilisé le personnage de Sol pour expliquer une fuite
dans le budget du ministre des Finances, Michael Wilson.

36

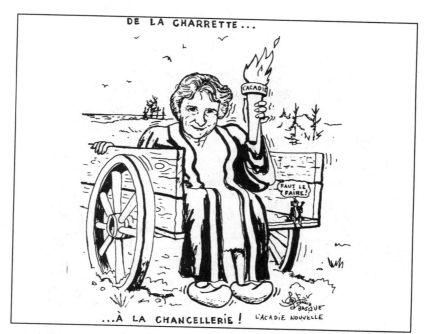

9 mai 1989

Grâce à son roman, Pélagie la Charrette,
Antonine Maillet se mérite le prix Goncourt.

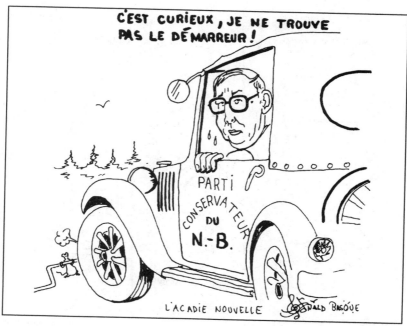

24 mai 1989

Depuis l'arrivée au pouvoir des libéraux, les conservateurs
ont de la difficulté à repartir avec Malcolm Mcleod.

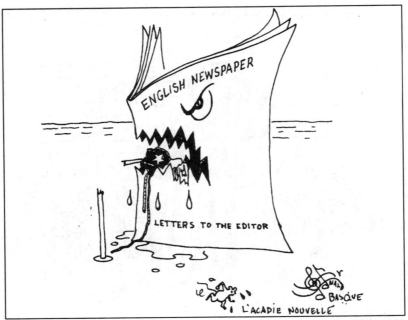

9 juin 1989

Les opinions du lecteur publiées dans les journaux anglophones
sont teintées de racisme à l'endroit des francophones.

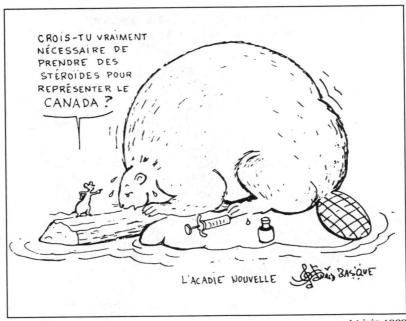

14 juin 1989

Ben Johnson a avoué avoir pris des substances interdites.

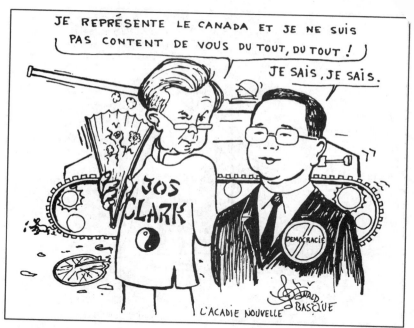

16 juin 1989

Joe Clark ne me semblait pas très viril dans ses réprimandes
adressées aux dirigeants chinois,
après le massacre de la place Tien an Men à Pékin.

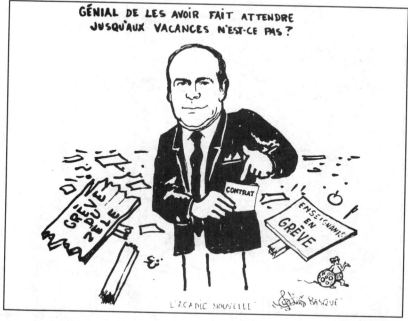

19 juin 1989

Une entente entre les enseignants et le gouvernement est entérinée.

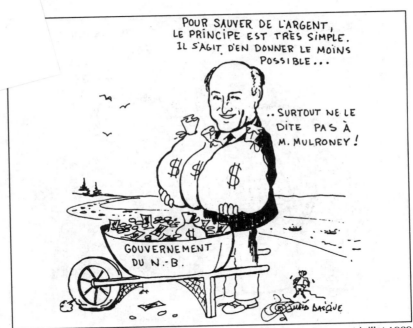

4 juillet 1989

Allen Maher combat le déficit à sa façon.

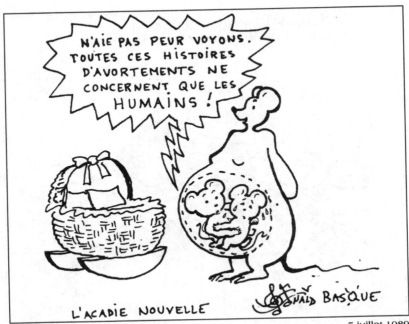

5 juillet 1989

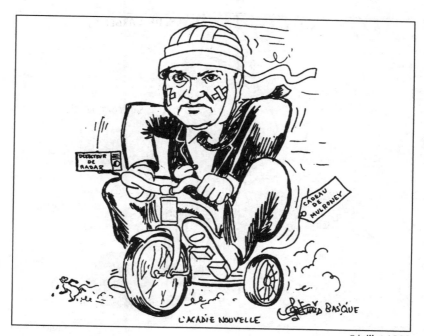

6 juillet 1989

Bernard Valcourt, ministre des Consommateurs et des Sociétés
au fédéral, est victime d'un accident de moto
en tentant d'échapper à la police.

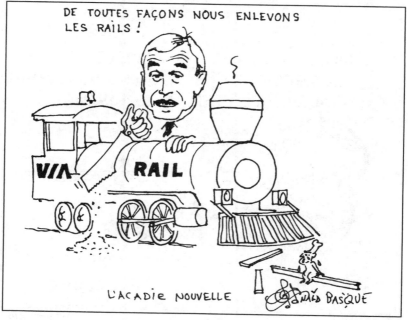

10 juillet 1989

Le démantèlement est irréversible et c'est Benoit Bouchard,
ministre des Transports au fédéral, qui procède.

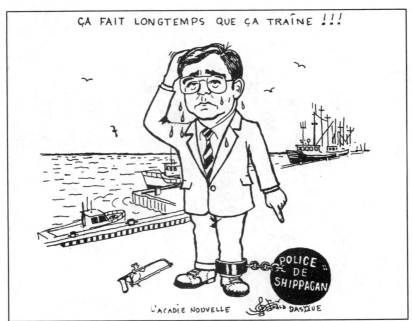

13 juillet 1989

Jean-Camille DeGrâce, maire de Shippagan,
n'en a pas fini avec son problème de police.

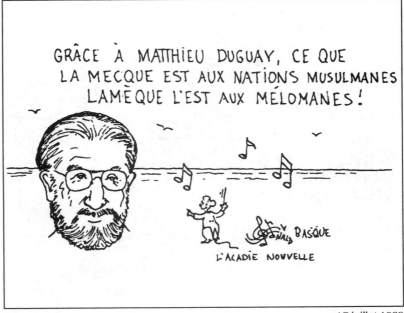

17 juillet 1989

Un hommage à Mathieu Duguay.

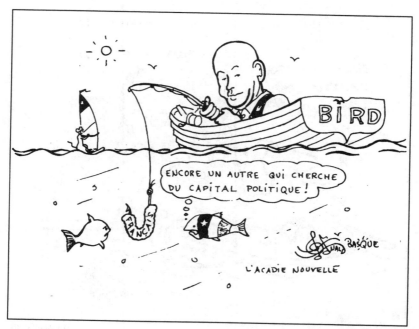

27 juillet 1989

Le député fédéral, Bud Bird, crée un comité des citoyens
sur les langues.

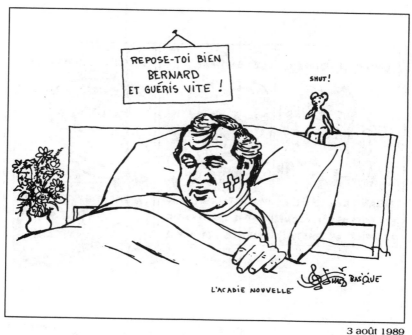

3 août 1989

L'affaire Bernard Valcourt fait couler beaucoup d'encre.

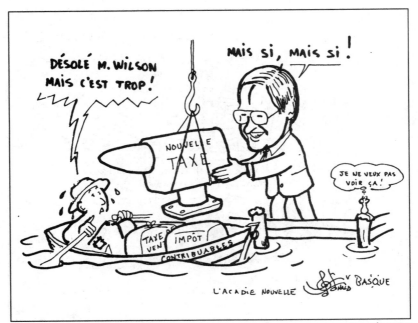

11 août 1989

Michael Wilson applique sa nouvelle taxe de vente.

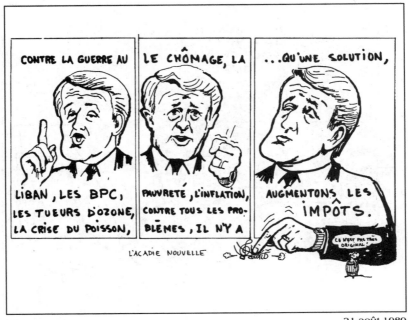

21 août 1989

La solution à tous les maux.

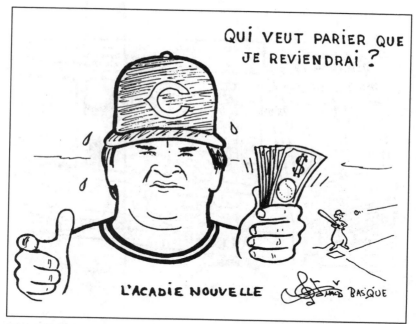

Pete Rose, des Reds de Cincinnati, est suspendu à vie du baseball
pour avoir parié.

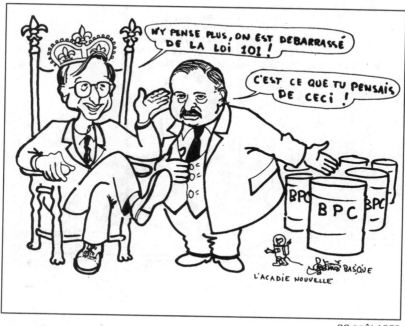

Le scandale du B.P.C. fait surface.

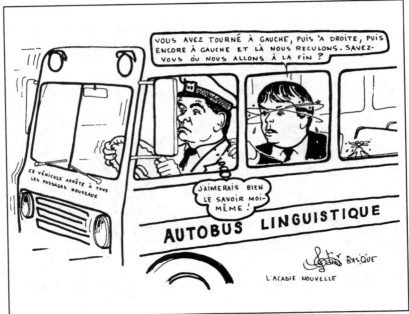

29 août 1989

Michel Doucet de la SAANB n'apprécie guère la façon dont McKenna traite les problèmes linguistiques.

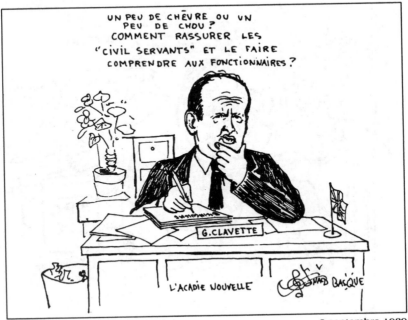

6 septembre 1989

Les francophones ne sont pas à la veille de faire des gains intéressants dans la fonction publique du Nouveau-Brunswick.

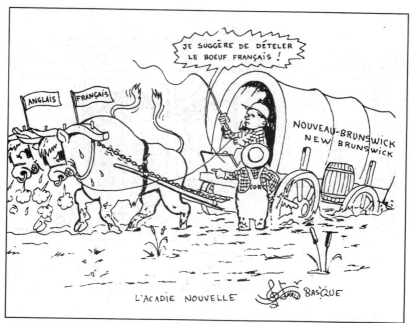

La solution du parti C.O.R.

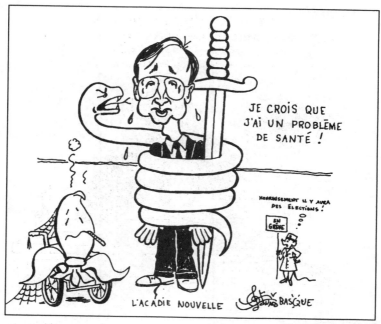

Les infirmières du Québec en grève illégale.

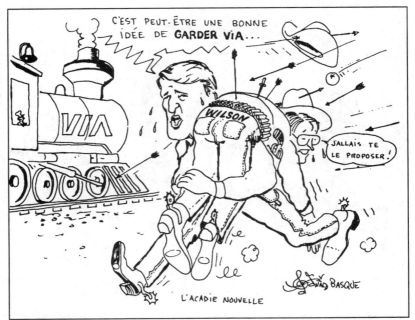

19 septembre 1989

Le service ferroviaire a sa place au pays.

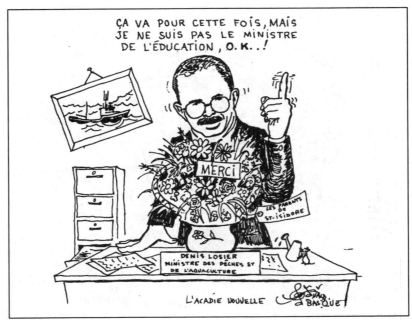

20 septembre 1989

Denis Losier donne un coup de main aux gens de St-Isidore,
même si ça ne relève pas de son ministère.

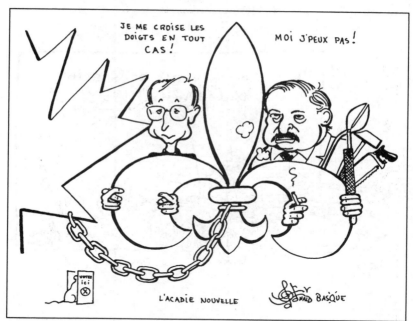

25 septembre 1989

Election au Québec.

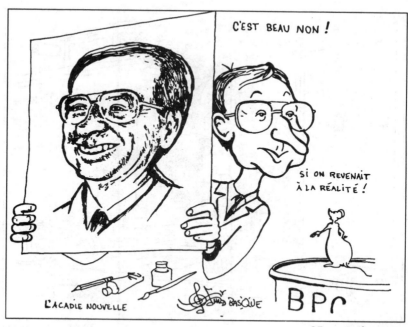

27 septembre 1989

Réélection de Bourassa, malgré une grande insatisfaction
dans le dossier linguistique.

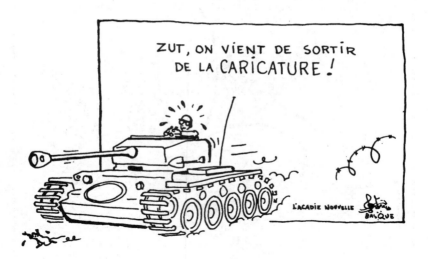

28 septembre 1989

Des soldats ont saccagé une bleuetière
en bordure du camp militaire de Tracadie.

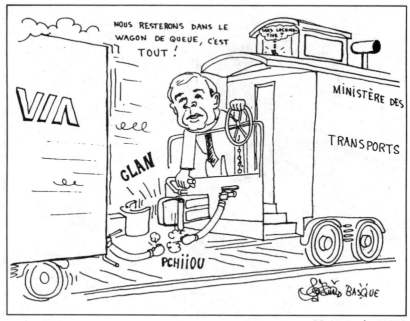

29 septembre 1989

Benoit Bouchard élimine toujours les services de Via Rail.

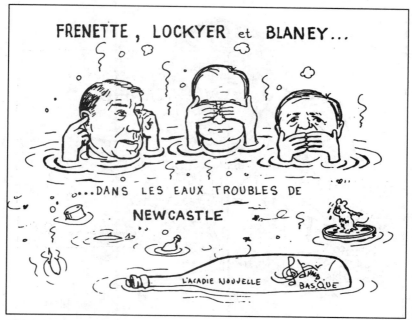

3 octobre 1989

Les puits municipaux de Newcastle sont contaminés
et personne n'est responsable.

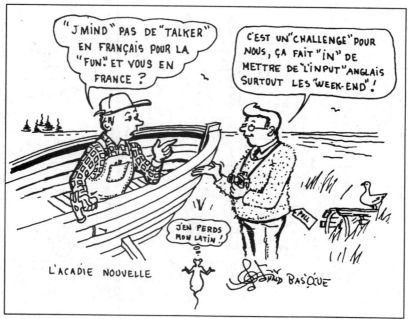

4 octobre 1989

La dégradation du français est un mal qui s'étend jusqu'en France.

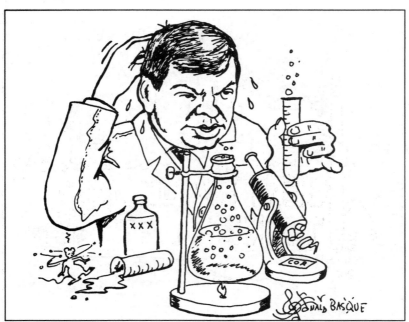

6 octobre 1989

McKenna cherche la solution au problème du C.O.R.

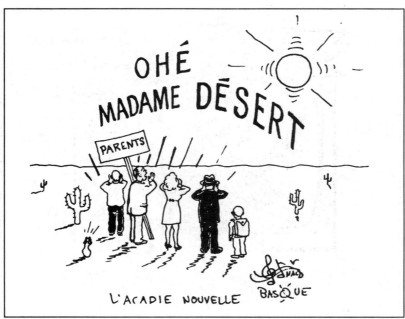

12 octobre 1989

Shirley Dysart, ministre de l'Éducation, ne répond plus.

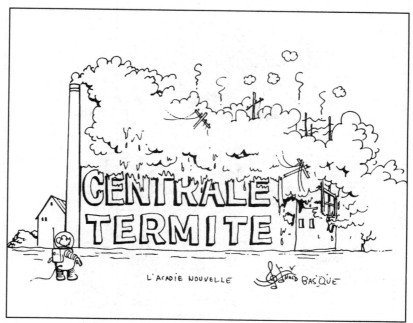

13 octobre 1989

Une centrale thermique sera construite à Belledune
alors qu'on parle de pluies acides.

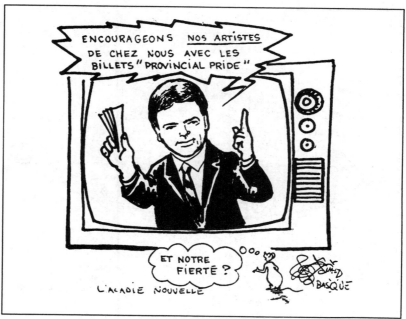

16 octobre 1989

Le ministre du Tourisme, des Loisirs et du Patrimoine lance une loterie
pour encourager les arts, mais les billets sont titrés en anglais.

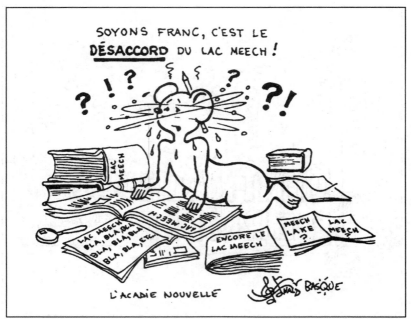

23 octobre 1989

Personne ne s'y retrouve avec toutes ces discussions
sur l'entente du lac Meech.

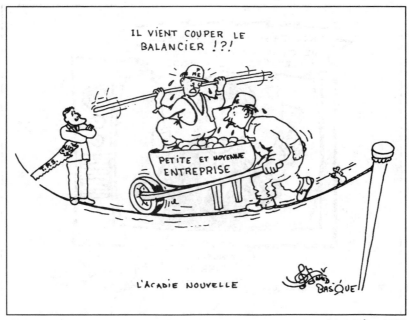

24 octobre 1989

La T.P.S. menace les P.M.E. (petites et moyennes entreprises).

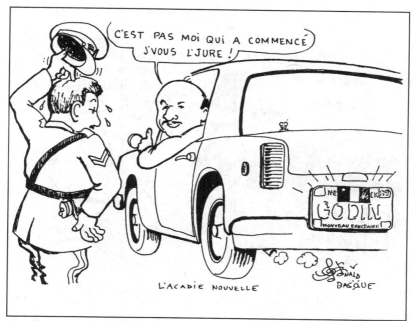

25 octobre 1989

Pierre Godin, député de Nigadoo-Chaleur, décide d'apposer
un autocollant du drapeau acadien sur la plaque d'immatriculation
de sa voiture en réponse aux anglophones qui couvraient le nom
« Nouveau-Brunswick » sur les leurs.

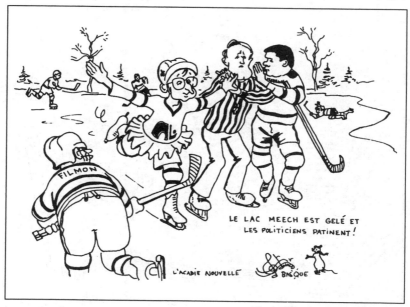

27 octobre 1989

Garry Filmon donne un coup de bâton ;
McKenna discute directement avec Mulroney et on patine.

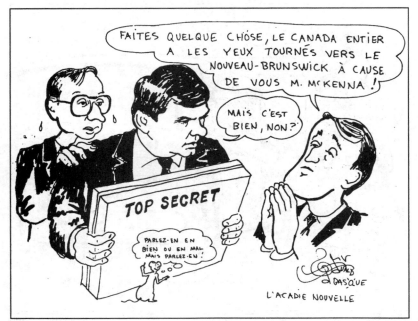

1 novembre 1989

McKenna est dissident.

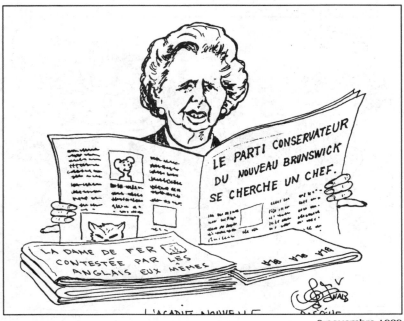

2 novembre 1989

On critique l'attitude anti-européenne de Margaret Thatcher.

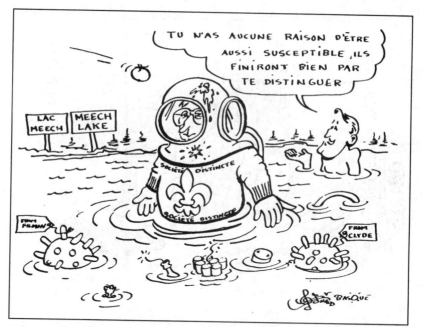

8 novembre 1989

Tout le monde s'oppose à la notion de société distincte
que demande le Québec.

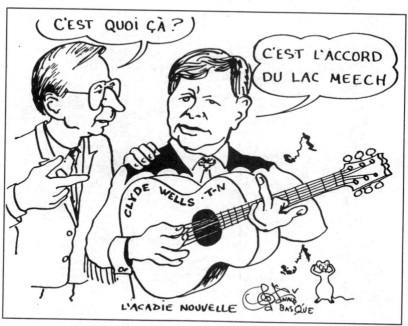

14 novembre 1989

Clyde Wells se montre intraitable sur la ratification de l'entente de Meech.
Un de mes amis, Valier Jean, m'a reproduit cet accord
sur sa guitare et je l'ai repris en caricature.

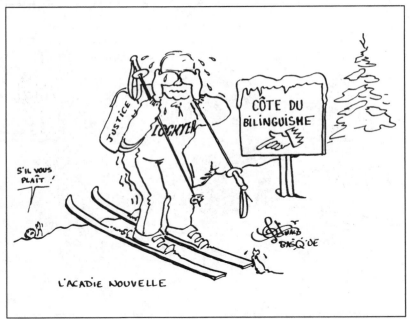

6 décembre 1989

Le ministre de la Justice, James Lockyer,
et les questions d'équité linguistique.

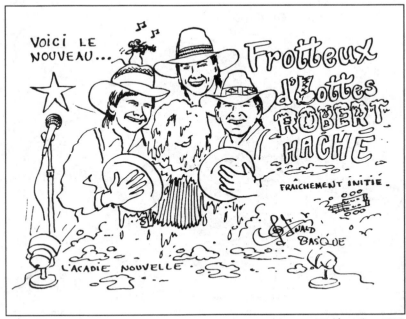

18 décembre 1989

Ce soir-là, le groupe folklorique, Les frotteux d'bottes,
accueillait un nouveau membre, Robert Haché, mais je n'avais pas
sa photo ; heureusement qu'ils l'ont reçu à coups de tarte à la crème.

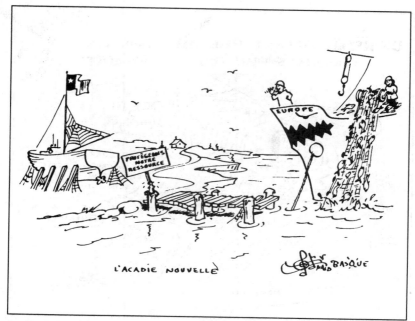

21 décembre 1989

Pendant que l'on tente de protéger nos stocks de poisson,
les Européens s'en donnent à cœur joie dans nos eaux.

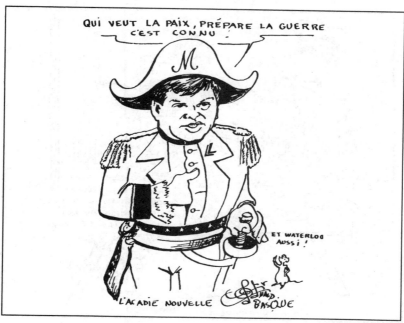

2 janvier 1990

Le général McKenna part en campagne électorale.

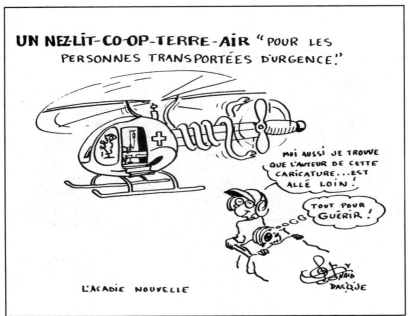

11 janvier 1990

Il y avait des jours où l'imagination me sortait par... le nez !

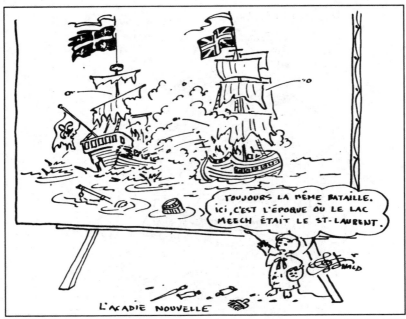

24 janvier 1990

L'histoire se répète.

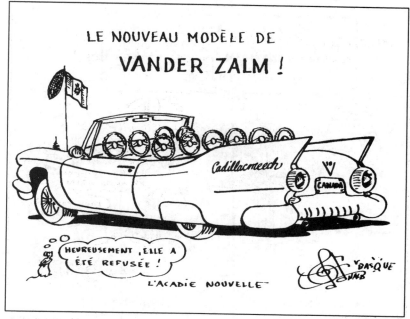

30 janvier 1990

Vander Zalm avait proposé un gouvernement avec dix dirigeants égaux :
un par province.

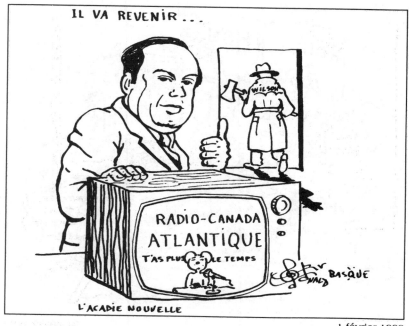

1 février 1990

Les coupures à Radio-Canada et je fais allusion au titre
d'une émission d'alors qui s'intitulait « Prends le temps ».

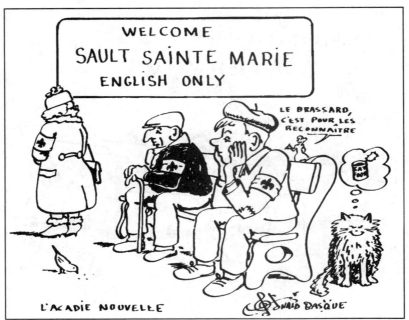

6 février 1990

Le conseil municipal de Sault Ste-Marie, en Ontario,
se déclare unilingue anglais.

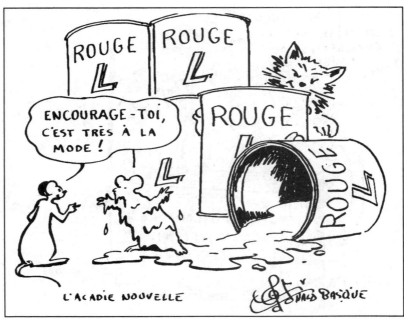

23 février 1990

La popularité des libéraux.

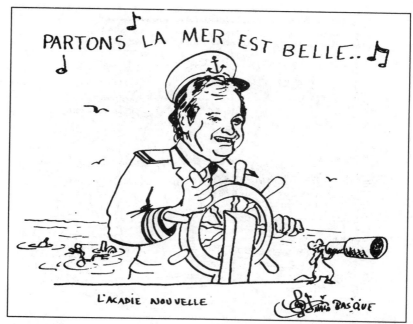

26 février 1990

Valcourt change de ministère et jette sa moto pour prendre
le bateau des pêcheries, en remplaçant Tom Siddon.

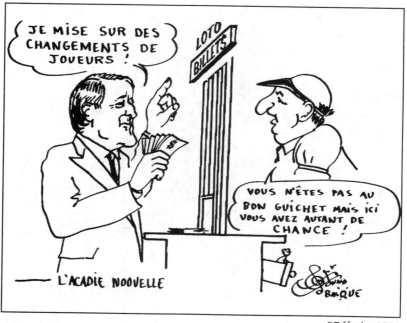

27 février 1990

Mulroney remanie les ministères fédéraux.

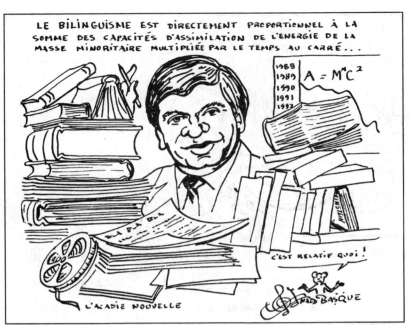

28 février 1990

McKenna essaie de comprendre l'assimilation des francophones.

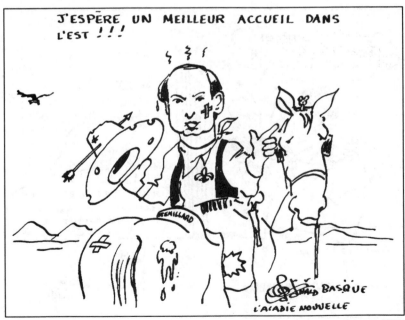

6 mars 1990

Gil Rémillard, ministre québécois des Affaires gouvernementales canadiennes, en tournée dans l'Ouest.

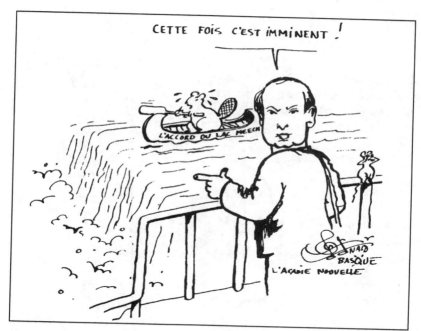

Rémillard constate.

12 mars 1990

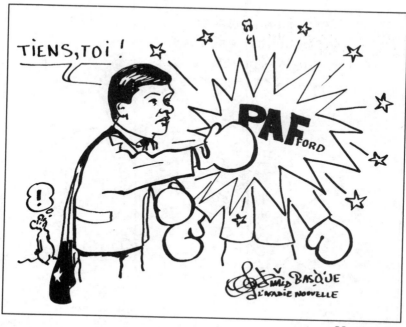

20 mars 1990

Mckenna réussit à mettre en contradiction le chef Pafford
et le président Ed Allen du C.O.R. sur l'évaluation du fait français
au Canada et au Nouveau-Brunswick.

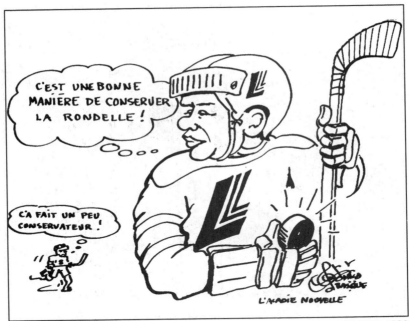

28 mars 1990

Le budget des libéraux est très conservateur.

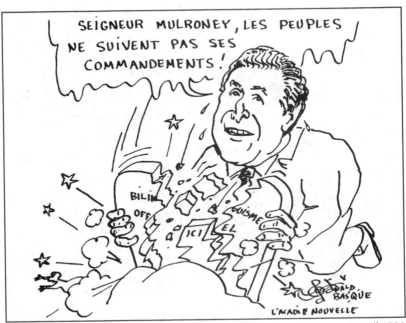

4 avril 1990

Le commissaire aux langues officielles, d'Iberville Fortier,
refait le geste de Moïse.

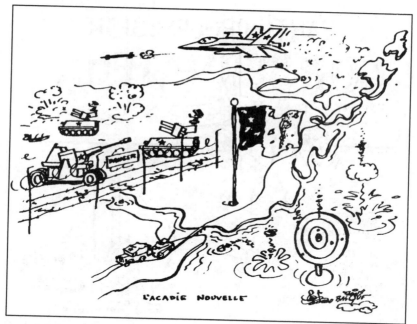

5 avril 1990

La péninsule acadienne vue comme un immense champ de tir.

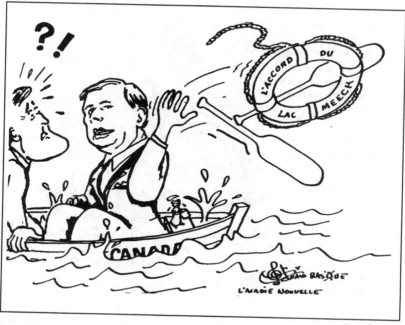

9 avril 1990

Clyde Wells fait encore des siennes.

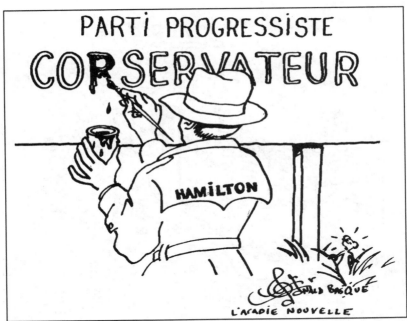

12 avril 1990

Bill Hamilton, candidat P.C. dans Carleton-Sud, a une vision bien arrêtée
sur le bilinguisme qui rappelle celle du C.O.R.

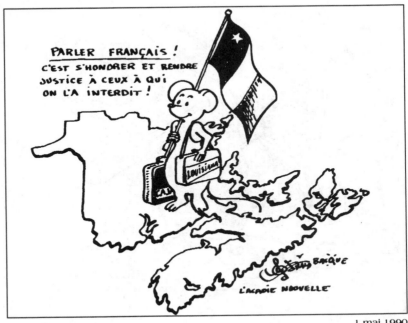

1 mai 1990

J'ai fait cette remarque à mon retour d'un voyage en Louisiane.

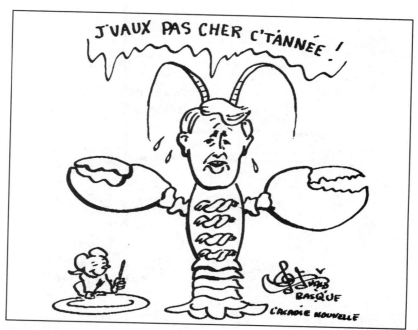

2 mai 1990

Ce n'était pas une bonne année pour le prix du homard
et Mulroney avait perdu de sa popularité.

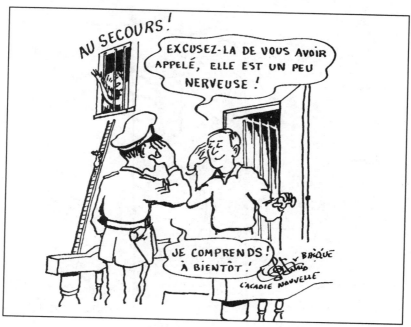

4 mai 1990

La violence faite aux femmes et l'impunité des coupables,
faute de preuves.

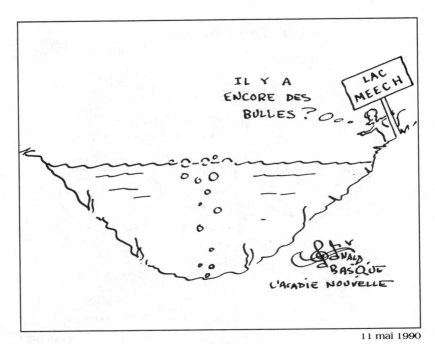

11 mai 1990

Encore Meech !

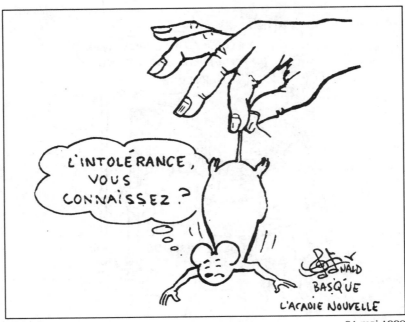

21 mai 1990

On veut écarter les adolescents aux prises avec des problèmes
socio-affectifs à Petit-Rocher.

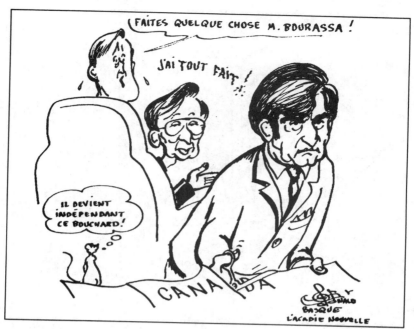

Lucien Bouchard démissionne.

23 mai 1990

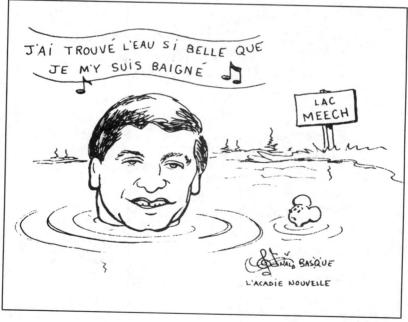

14 juin 1990

Voilà que McKenna rentre dans les rangs
et veut sauver l'accord de Meech.

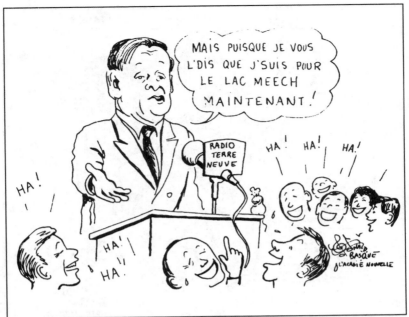

15 juin 1990

Jean Chrétien aussi devient favorable à Meech.

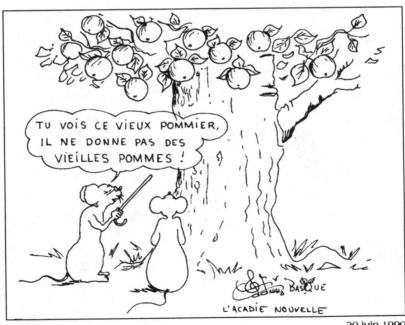

20 juin 1990

C'est une phrase que j'avais entendue de Félix Leclerc.

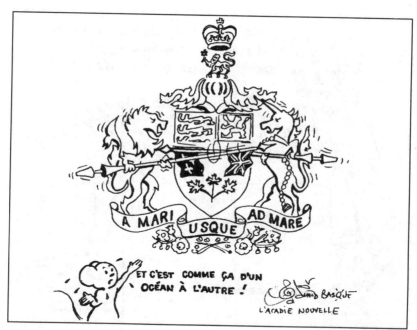

Voilà ce qu'est devenue la situation canadienne :
le lion anglais se bat contre la licorne française.

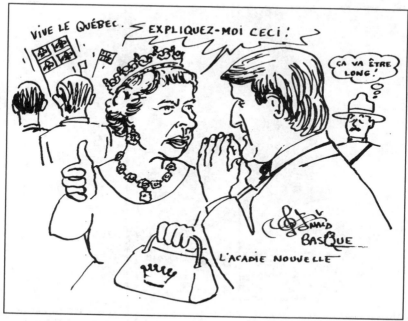

La reine était au 123 e anniversaire du Canada,
mais beaucoup de Québécois lui ont tourné le dos.

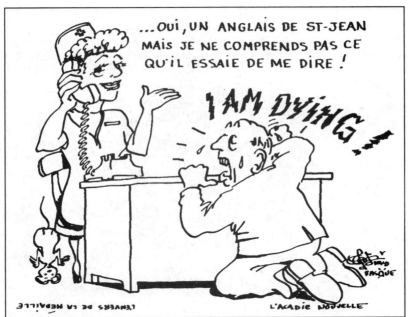

12 juillet 1990

Et si on inversait les rôles.

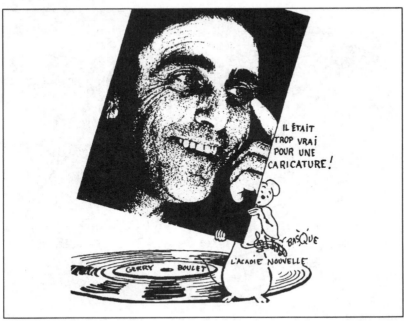

19 juillet 1990

C'est encore vrai aujourd'hui.

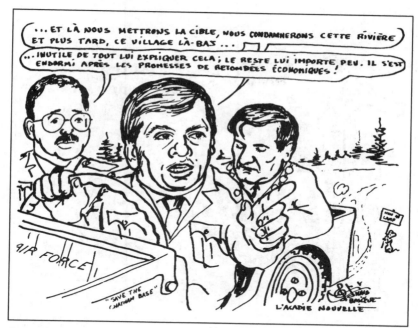

7 août 1990

Le maire de Tracadie était favorable à l'agrandissement
du camp militaire.

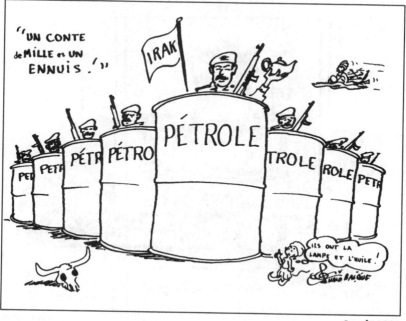

9 août 1990

L'Irak envahit le Koweit.

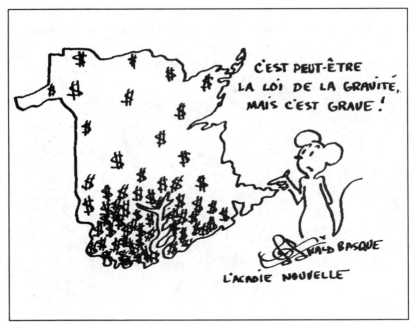

13 août 1990

La répartition de l'argent au Nouveau-Brunswick
pour favoriser le tourisme.

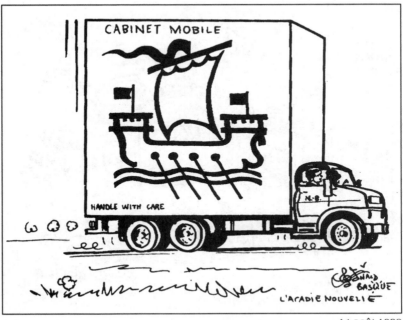

14 août 1990

Le cabinet en région.

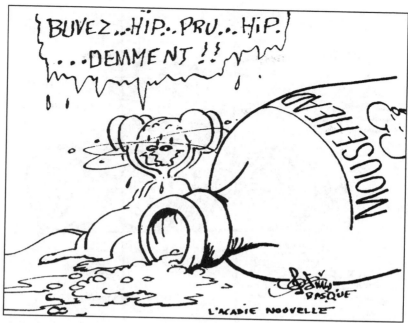

24 août 1990

Remarquez la marque de bière.

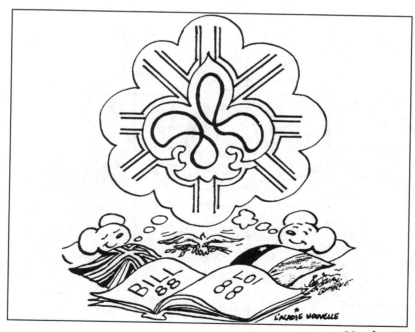

28 août 1990

L'égalité des langues officielles, telle que rêvée.

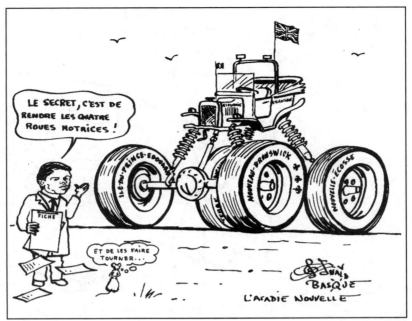

14 septembre 1990

L'union économique des provinces maritimes.

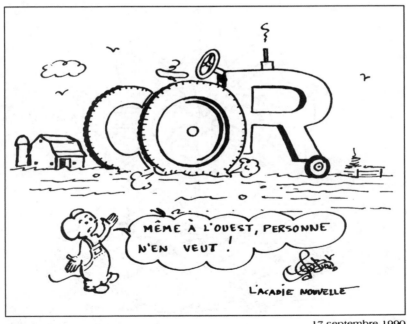

17 septembre 1990

L'antibilinguisme n'est pas une priorité au pays.

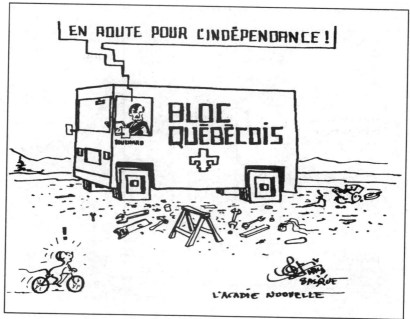

24 septembre 1990

Lucien Bouchard fonde le Bloc québécois.

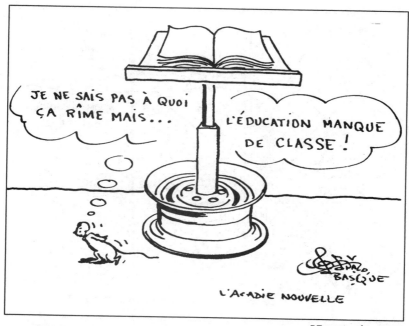

27 septembre 1990

Le monde de l'éducation.

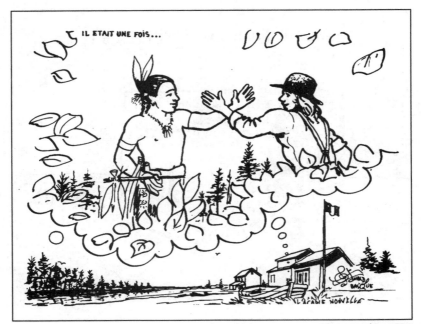

28 septembre 1990

L'amitié des Amérindiens et des Acadiens.

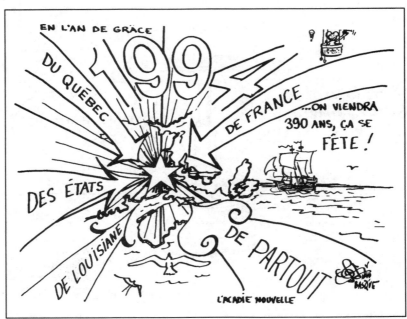

2 octobre 1990

On parlait d'un congrès mondial acadien.

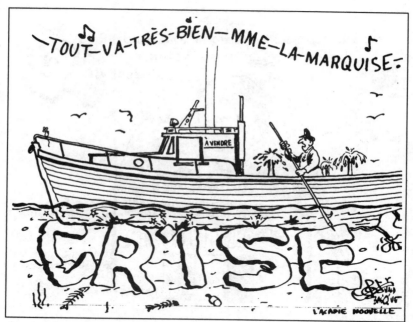

4 octobre 1990

On était content de savoir, par le biais d'un comité d'étude,
qu'il n'y avait pas de crise dans les pêches.

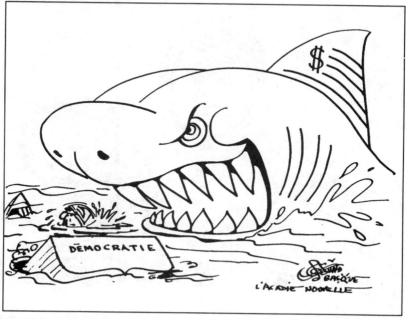

10 octobre 1990

La puissance de l'argent.

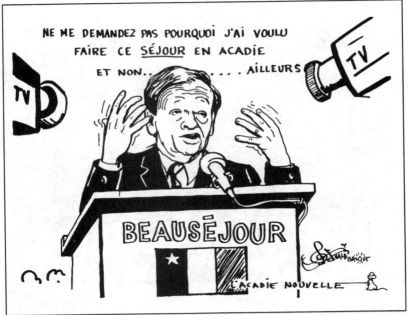

12 octobre 1990

Jean Chrétien s'amène à Beauséjour dans une élection partielle.

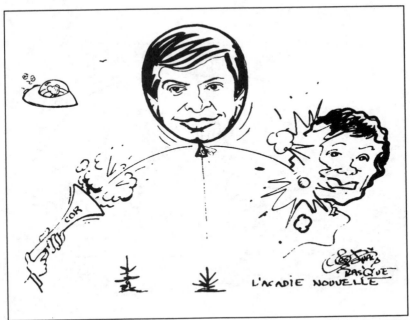

15 octobre 1990

Le parti C.O.R. nuit davantage aux conservateurs de Barbara Baird-Filliter en voulant attaquer McKenna.

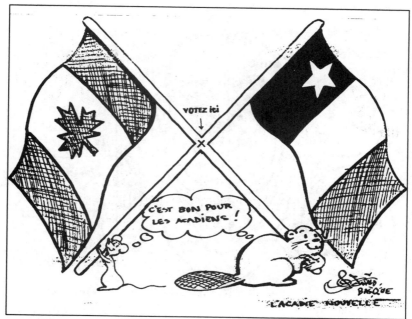

18 octobre 1990

J'ai été critiqué par certains nationalistes acadiens pour cette caricature
parce qu'elle leur semblait favoriser le clan Chrétien.
Je maintiens toujours que cette élection partielle était favorable
aux Acadiens puisqu'on a élu le futur Premier ministre du Canada.

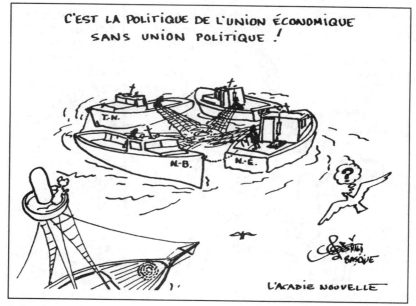

31 octobre 1990

L'union économique... pas si évidente que ça.

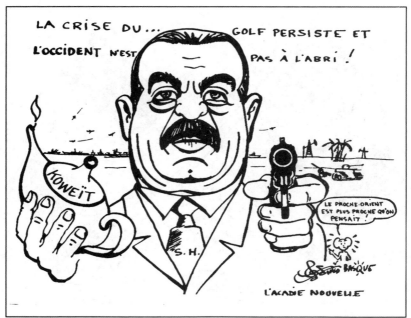

2 novembre 1990

Tout le monde était préoccupé par cette crise ;
même ici en Acadie, on y voyait un danger.

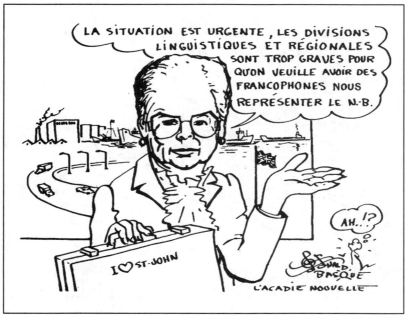

5 novembre 1990

Un forum des citoyens avec Elsie Wayne, mairesse de St-Jean, N.-B.,
pour représenter tous les citoyens de la province.

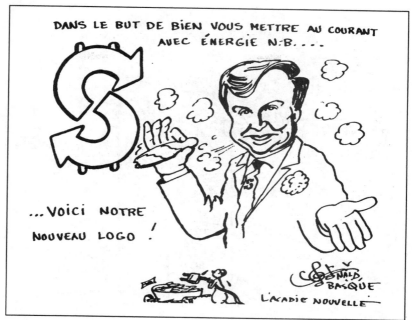

12 novembre 1990

Rayburn Doucett annonce des hausses importantes d'électricité.

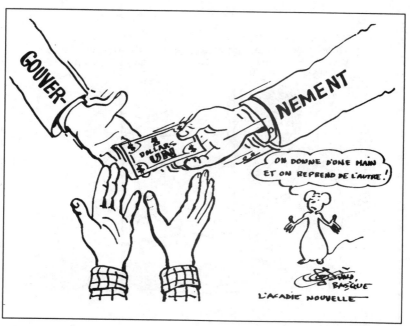

19 novembre 1990

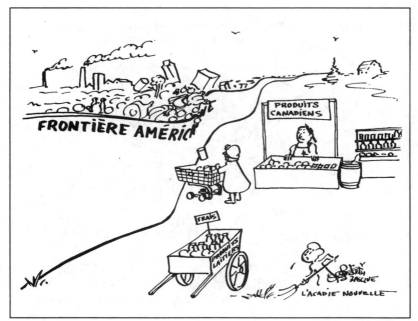

21 novembre 1990

Les fuites commerciales vers le Maine.

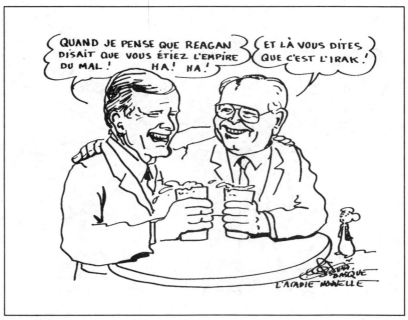

22 novembre 1990

Plus ça change, plus c'est pareil.

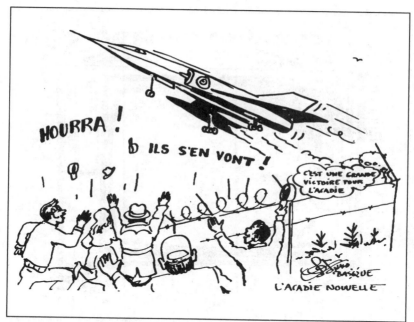

29 novembre 1990

Le ministère de la Défense nationale décide de transférer les unités
de défense antiaérienne à un champ de tir en Alberta.
C'est une victoire pour les partisans du « non ».

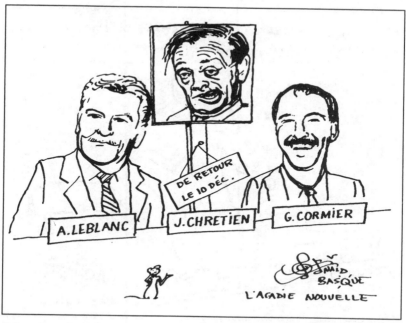

30 novembre 1990

L'élection approche dans Beauséjour et Jean Chrétien se fait rare.

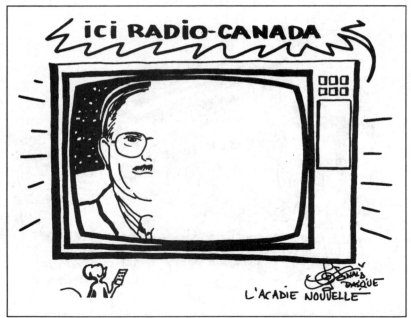

7 décembre 1990

L'annonceur, Yvon Michaud, de Radio-Canada Moncton,
est coupé en deux pour symboliser les coupures à la radio d'état.

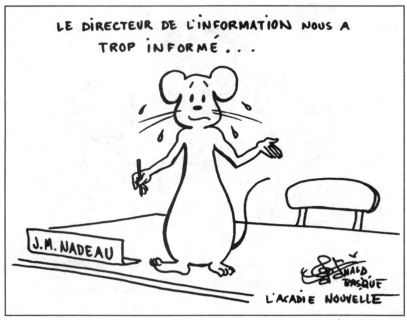

20 décembre 1990

Le directeur du journal l'Acadie Nouvelle, Jean-Marie Nadeau,
a été remercié de ses services après avoir favorisé les employés
lors d'une grève.

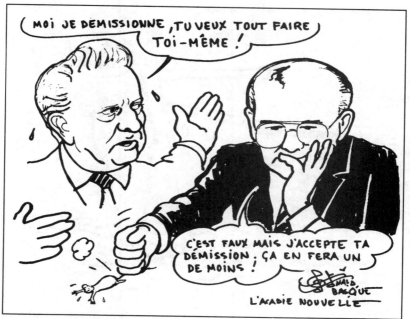

21 décembre 1990

La perestroïka en U.R.S.S. ne se fait pas sans rupture.

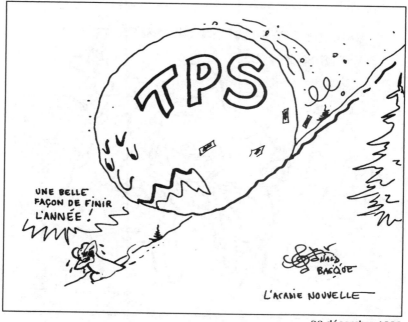

28 décembre 1990

Et ça continue toujours à faire boule de neige.

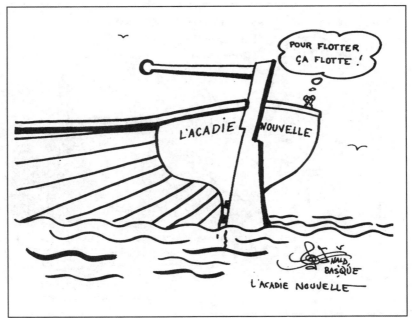

2 janvier 1991

Le journal n'a plus de directeur de l'information
depuis le départ de Jean-Marie Nadeau.

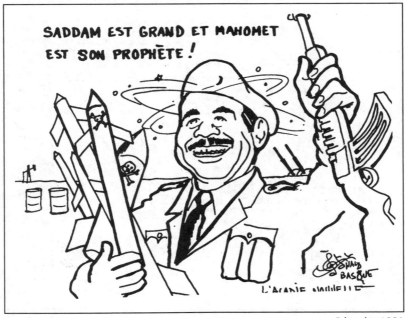

3 janvier 1991

L'idole sanguinaire.

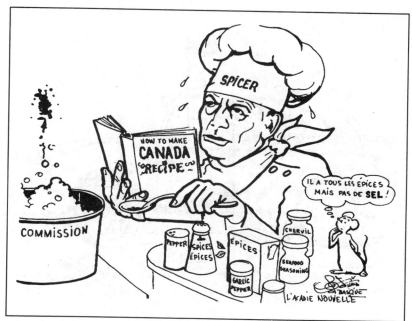

9 janvier 1991

La commission Spicer et Spicer lui-même manquent d'épices.

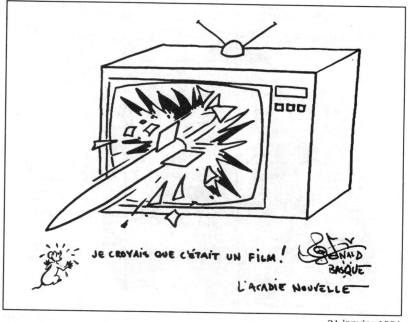

21 janvier 1991

La guerre du Golfe à la télévision.

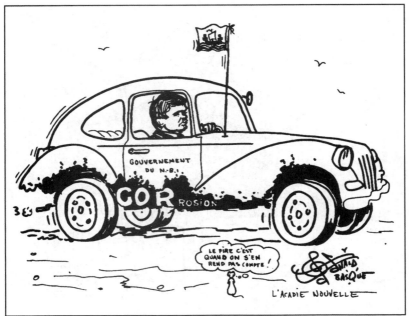

23 janvier 1991

McKenna se soucie peu du C.O.R.

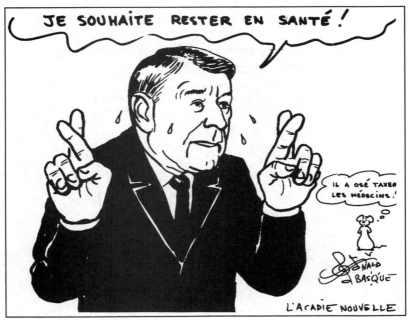

30 janvier 1991

Raymond Frenette, le ministre de la Santé, veut assainir les finances
et les honoraires des médecins.

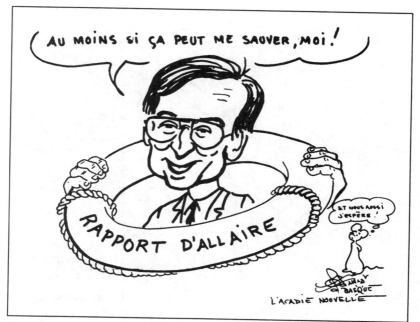

1 février 1991

Le rapport Allaire, une tentative de réforme du fédéralisme.

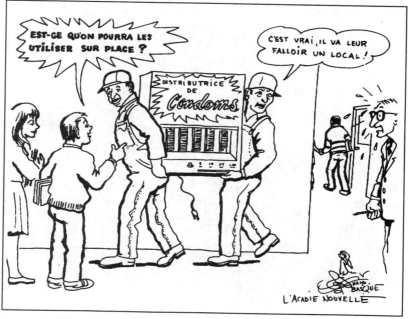

5 février 1991

Des condoms disponibles dans les écoles.

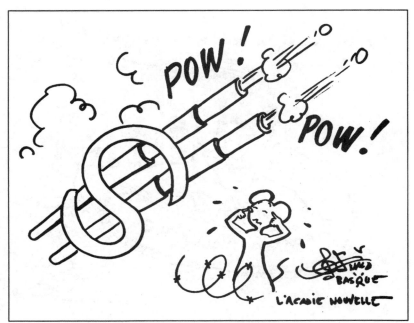

14 février 1991

La puissance de l'argent dans la guerre.

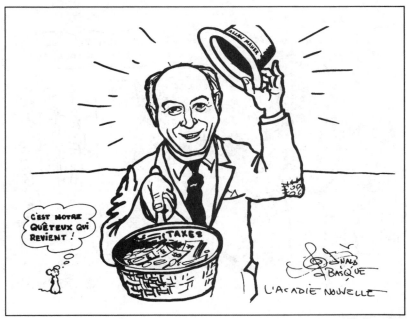

15 février 1991

Le ministre des Finances du Nouveau-Brunswick.

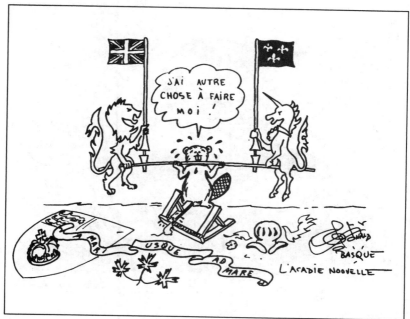

18 février 1991

Le débat et ses conséquences.

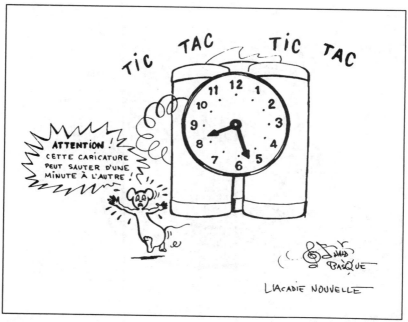

21 février 1991

L'éditorial portait sur le terrorisme.

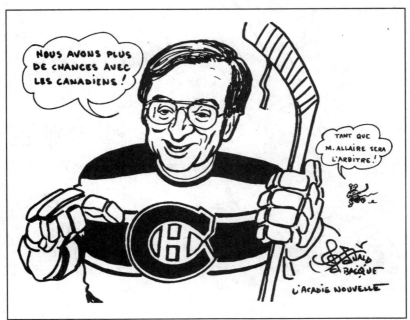

11 mars 1991

Bourassa se dit fédéraliste.

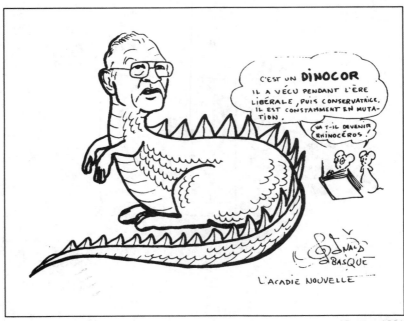

12 mars 1991

Robert McCready, un « vire capot ».

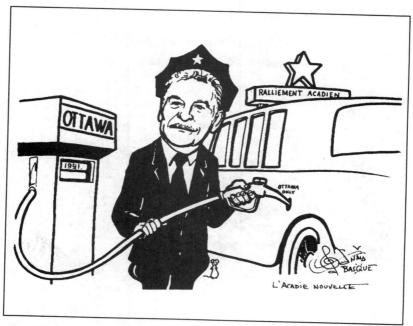

19 mars 1991

Le ralliement acadien : un parti créé en dernière heure
par Alonzo Leblanc et qui voulait faire enchâsser les droits des Acadiens
sans passer par Fredericton.

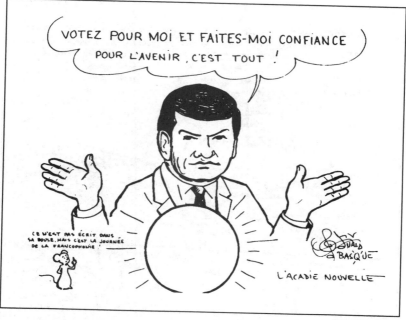

20 mars 1991

Question de confiance.

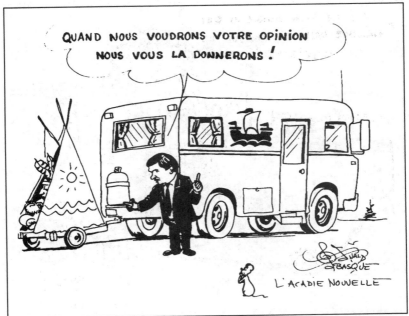

22 mars 1991

La crise d'Oka a dévoilé bien d'autres malaises ailleurs au pays,
y compris au Nouveau-Brunswick.

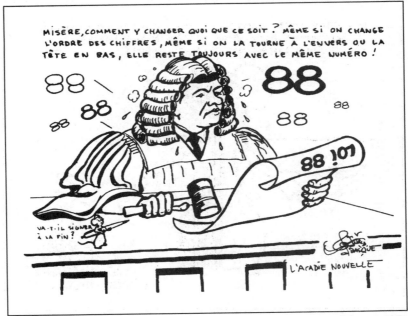

25 mars 1991

Il n'y a rien à changer.

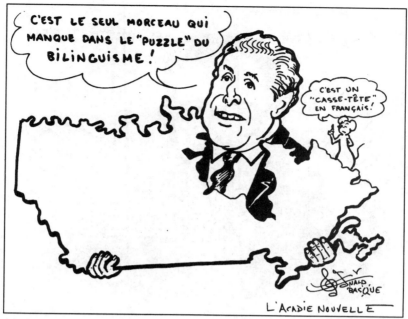

27 mars 1991

Le commissaire d'Iberville Fortier tente d'être optimiste.

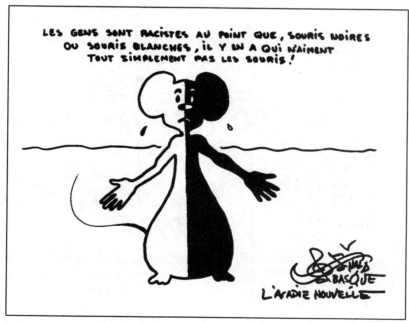

2 avril 1991

Ce n'est pas mon cas.

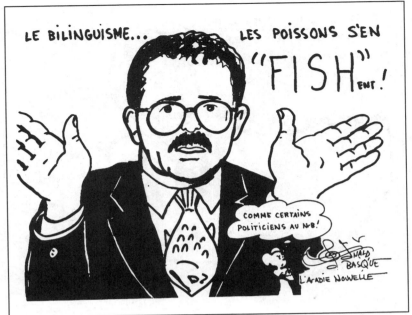

8 avril 1991

Denis Losier tente de minimiser le fait que son gouvernement ait nommé un unilingue anglophone au poste de coordonnateur des services environnementaux au ministère des Pêches et de l'Agriculture.

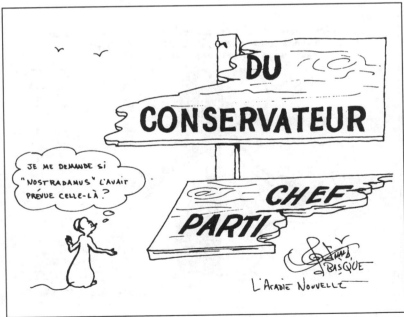

15 avril 1991

Barbara Baird-Filliter vient de démissionner comme chef du P.C.

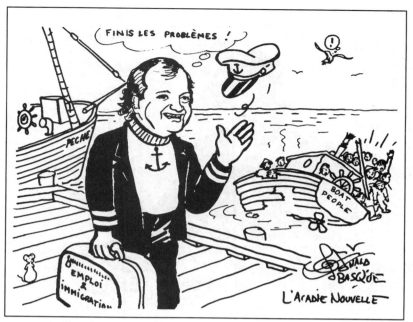

22 avril 1991

Bernard Valcourt quitte les Pêches pour l'Emploi et l'Immigration
et se retrouve avec le problème des réfugiés de la mer.

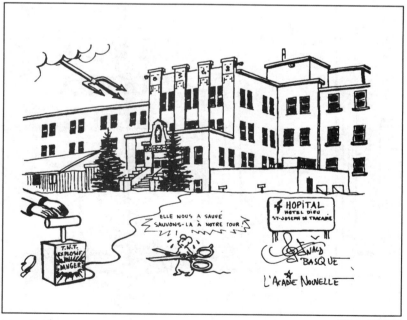

26 avril 1991

C'est décidé : on démolira l'ancien hôpital Hôtel-Dieu de Tracadie,
malgré les protestations d'un grand nombre.

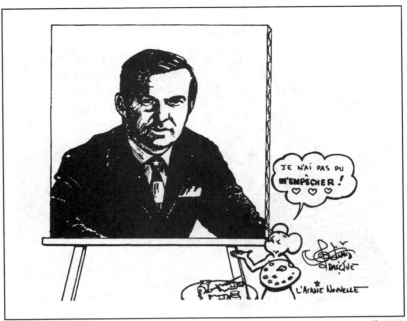

30 avril 1991

Décès de Richard Hatfield,
ancien premier minitre du Nouveau- Brunswick.

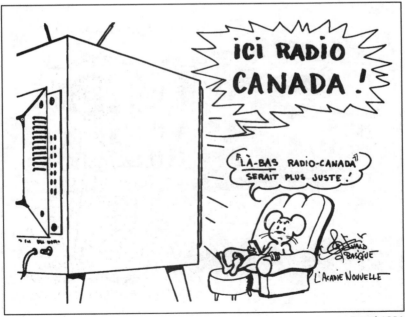

1 mai 1991

Radio-Canada est loin de la réalité acadienne.

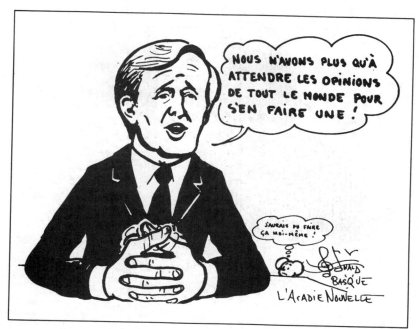

14 mai 1991

Mulroney attend pour gagner du temps.

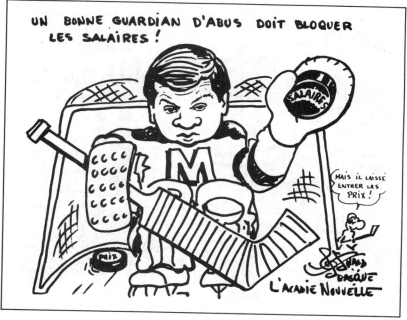

16 mai 1991

McKenna veut bloquer les salaires dans la fonction publique.

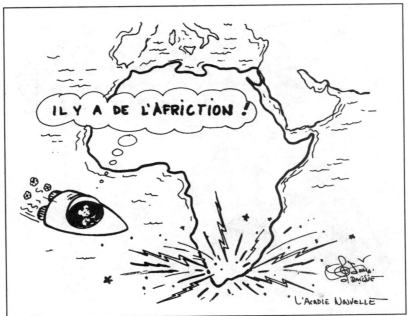

17 mai 1991

Les Noirs d'Afrique du Sud veulent en finir avec les problèmes
de l'Apartheid. Remarquez le véhicule de la petite souris
qui peut voyager dans le temps et l'espace sans faire de pollution.
J'avais oublié d'en parler avant, même si je l'avais dessiné souvent.

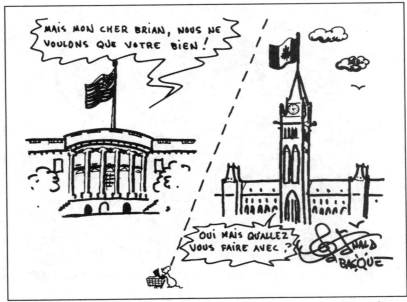

21 mai 1991

Question de libre-échange.

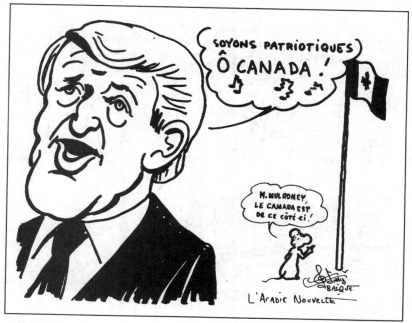

22 mai 1991

Mulroney disait que nous manquions de patriotisme
et moi je le trouvais très près des Américains à sa façon
de concevoir le nationalisme.

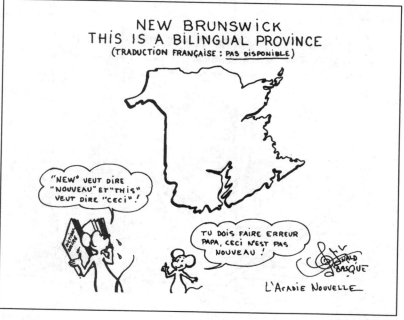

28 mai 1991

Le soi-disant bilinguisme.

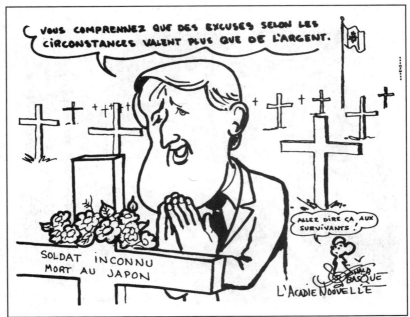

31 mai 1991

En visite au Japon, Mulroney n'ose pas demander de compensation
pour les pertes subies lors de la deuxième guerre mondiale,
bien que son gouvernement ait dédommagé les Japonais du Canada
emprisonnés lors du conflit.

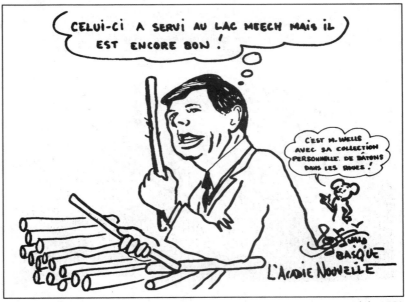

3 juin 1991

Clyde Wells fidèle à lui-même.

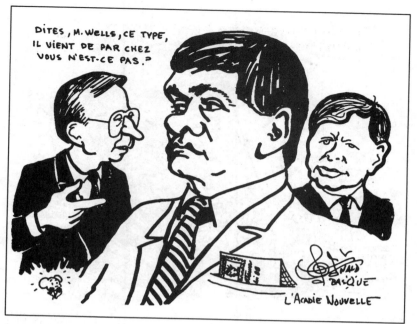

J'étais un peu mal à l'aise avec cette caricature à cause de ces farces
sur les « Newfies »... mais je n'ai pu m'empêcher.

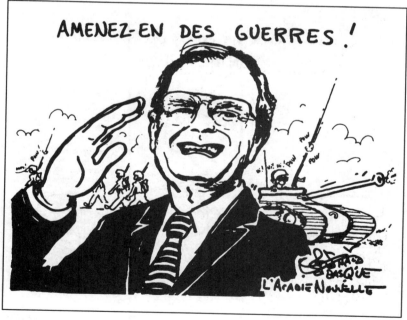

Les Américains défilent avec leurs armées victorieuses
de la guerre du Golfe. Cherchez la souris.

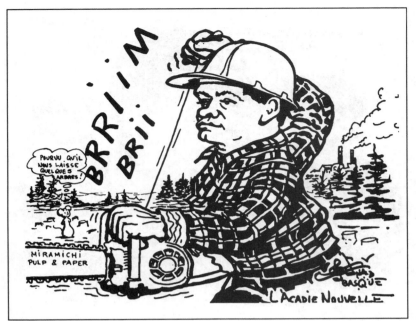

13 juin 1991

McKenna implique financièrement le gouvernement
du Nouveau-Brunswick dans la relance
de la compagnie forestière Miramichi Pulp and Paper.

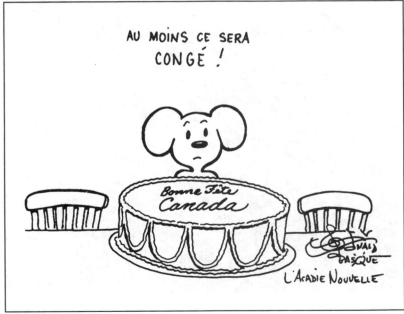

28 juin 1991

La fête n'est plus ce qu'elle était.

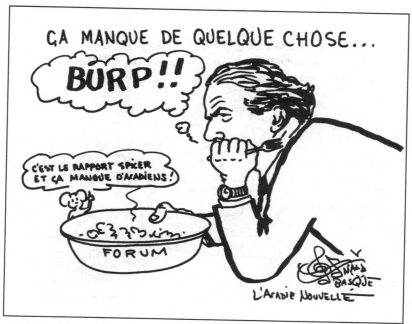

Au risque de me répéter …

2 juillet 1991

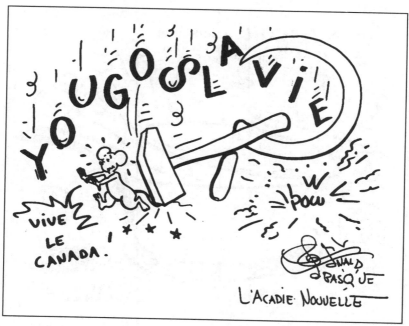

L'effondrement de la Yougoslavie.

3 juillet 1991

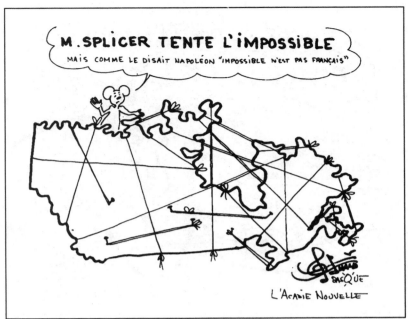

4 juillet 1991

Décidément, Spicer a travaillé fort.

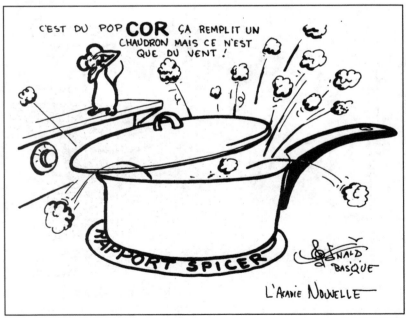

9 juillet 1991

Je n'ai jamais raté une occasion de jouer avec le mot « cor ».

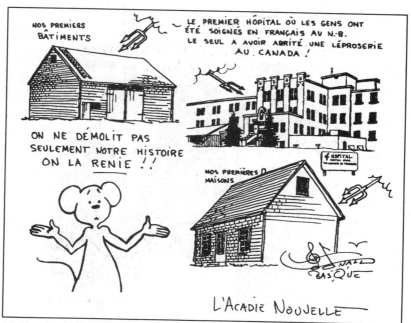

Ça me chagrine de voir ça.

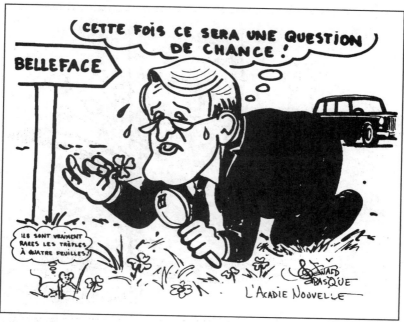

En voyage à Belfast (Belleface), en Irlande, au pays des ancêtres
et du trèfle à quatre feuilles.

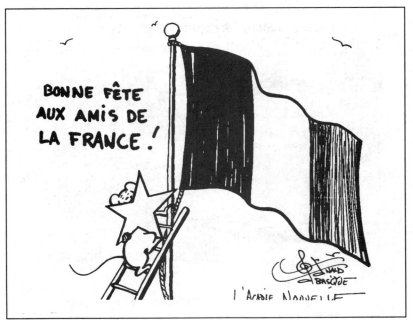

J'avoue n'être pas très chaud pour fêter la prise de la Bastille,
mais en y ajoutant l'étoile ça fait plus gai.

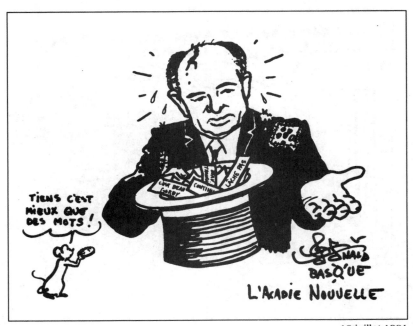

Gorbatchev avait besoin d'autre chose que des voeux pieux.

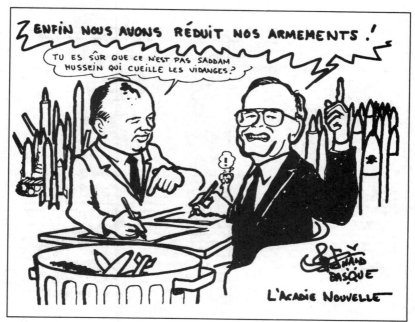

22 juillet 1991

On respire mieux, mais on s'inquiète quand même.

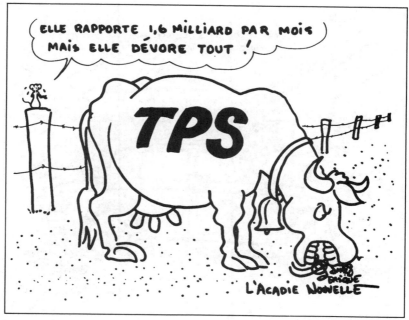

1 août 1991

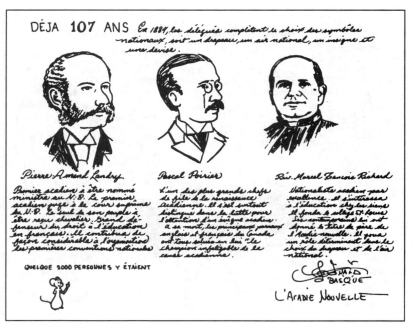

DÉJA **107** ANS En 1884, les délégués complètent le choix des symboles nationaux, soit un drapeau, un air national, un insigne et une devise.

Pierre-Amand Landry

Premier acadien à être nommé ministre au N.-B. Le premier acadien juge à la cour suprême du N.-B. Le seul de son peuple à être reçu chevalier. Grand défenseur du droit à l'éducation en français. Il contribua de façon considérable à l'organisation des premières conventions nationales.

QUELQUE 5000 PERSONNES Y ÉTAIENT

Pascal Poirier

L'un des plus grands chefs de file de la renaissance acadienne. Il s'est surtout distingué dans la lutte pour l'obtention d'un évêque acadien. A sa mort, les principaux journaux anglais et français du Canada ont tous salué en lui "le champion infatigable de la cause acadienne".

Rév. Marcel François Richard

Nationaliste acadien par excellence. Il s'intéressa à l'éducation chez les siens. Il fonda le collège St-Louis. Ses contemporains lui ont donné le titre de père de l'Acadie nouvelle. Il joua un rôle déterminant dans le choix du drapeau et de l'air national.

BASQUE

L'ACADIE NOUVELLE

8 août 1991

J'ai une grande admiration pour ces héros de notre histoire.

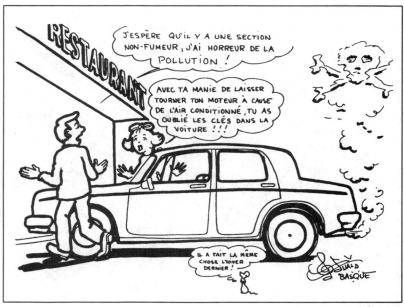

9 août 1991

Je trouve que les gens font inutilement tourner le moteur
de leur véhicule sans soucis de l'environnement.
C'est à se demander si le démarreur sert toujours à quelque chose.

114

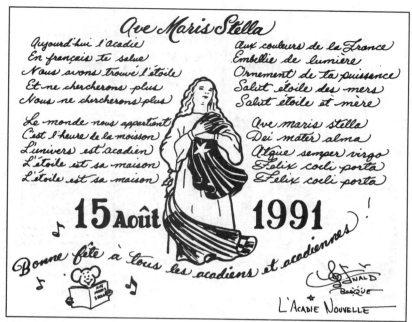

J'ai soumis cette version française de l'Ave Maris Stella,
mais on a tranché pour un texte, à mon avis, plus profane.

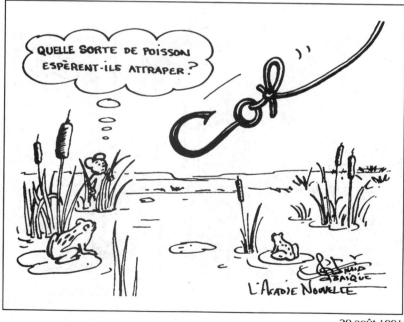

Encore un jeu de mot.

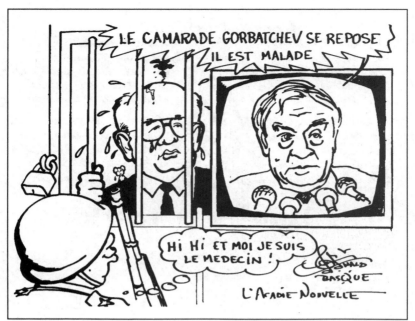

21 août 1991

Gorbatchev est emprisonné.

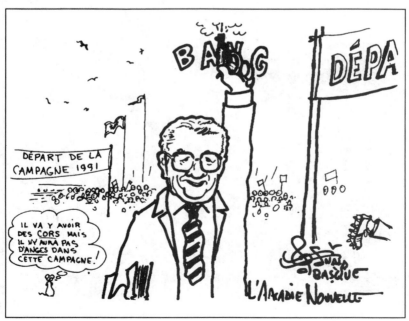

23 août 1991

Elections au Nouveau-Brunswick.

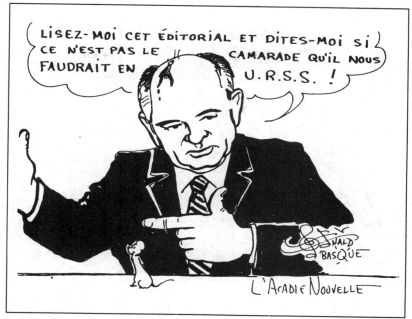

27 août 1991

Ici, il y a une étrange coïncidence : Gorbatchev fait allusion à l'éditorial et l'auteur, Eric Goguen, décède dès le lendemain.

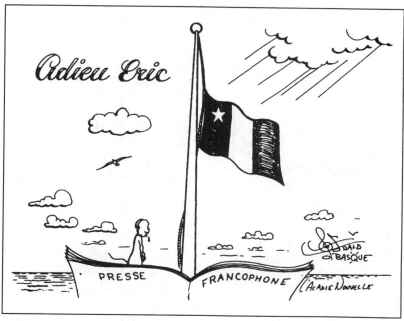

28 août 1991

Une grande perte pour la presse acadienne.

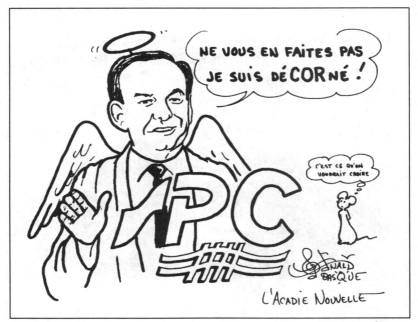

29 août 1991

Le passé de Dennis Cochrane laisse croire qu'il ait voulu se présenter pour le parti C.O.R., avant de tenter sa chance avec les conservateurs.

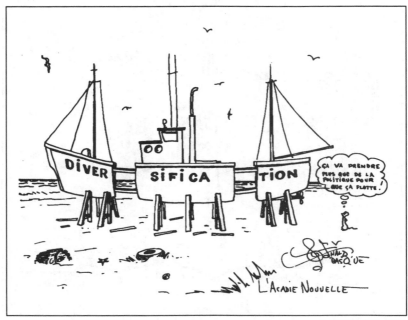

4 septembre 1991

Il faut diversifier, mais encore faut-il savoir le faire.

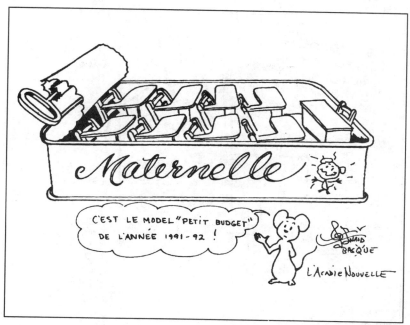

10 septembre 1991

La solution la moins coûteuse.

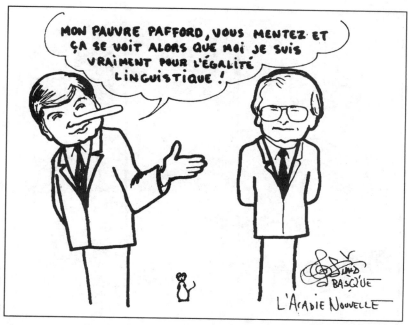

16 septembre 1991

Pinocchio, version revisée.

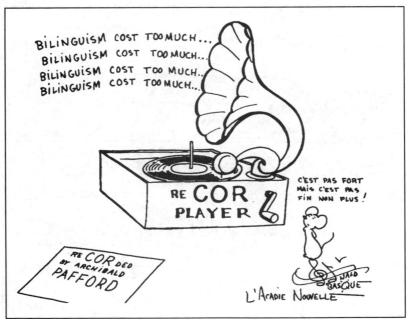

17 septembre 1991

Encore !

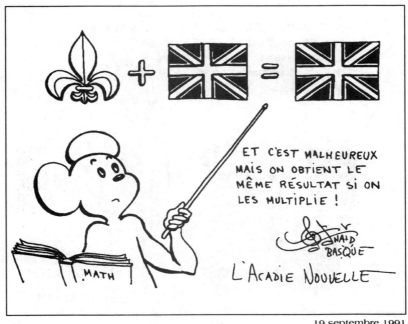

19 septembre 1991

L'assimilation logique.

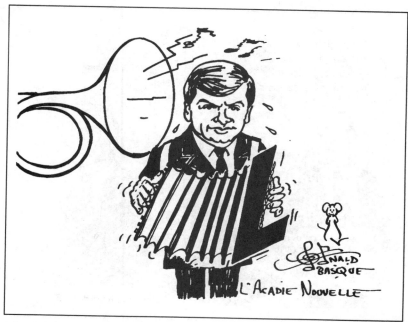

24 septembre 1991

L'élection du 23 septembre à fait élire huit députés coristes.

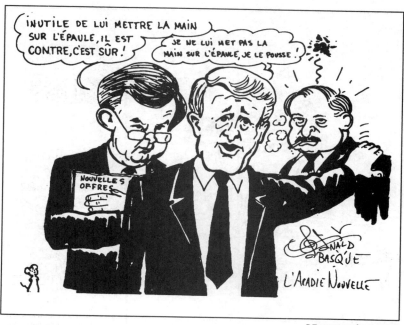

25 septembre 1991

Parizeau aura-t-il sa vengeance ?

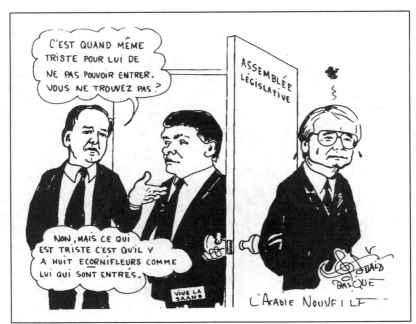

1 octobre 1991

Même si les coristes ont fait élire huit députés, il n'en reste pas moins
que leur chef, Arch Pafford, sort grand perdant
en ne se faisant pas élire.

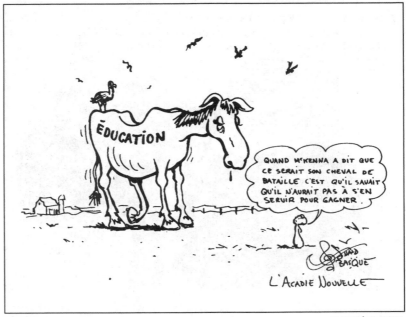

2 octobre 1991

C'est pas fort.

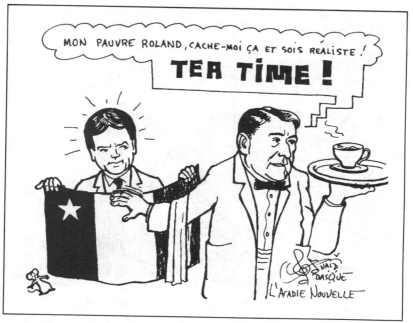

4 octobre 1991

Au Nouveau-Brunswick, l'idée d'un caucus acadien à l'intérieur
du gouvernement ne fait pas nécessairement l'affaire
de Raymond Frenette, mieux connu sous le nom de « Ray ».

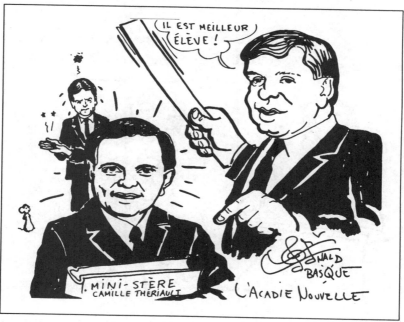

9 octobre 1991

Roland Beaulieu est écarté d'un ministère au profit de Camille Thériault.
Je dis mini-stère, car McKenna en avait réduit le nombre.

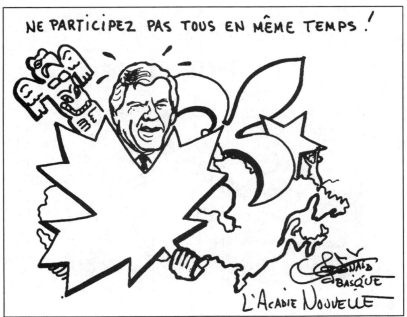

11 octobre 1991

Castonguay veut faire participer tout le monde à l'union économique dans un nouveau fédéralisme.

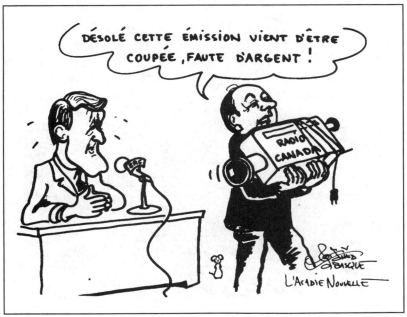

23 octobre 1991

Les coupures ont des conséquences.

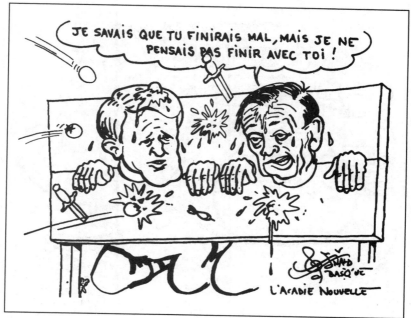

29 octobre 1991

Ils sont aussi impopulaires l'un que l'autre.

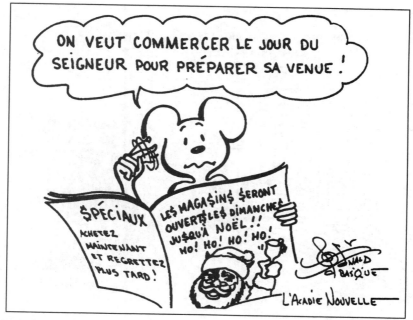

30 octobre 1991

Je ne le comprends toujours pas.

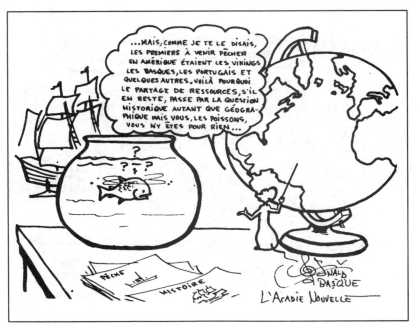

1 novembre 1991

Une explication qui en vaut une autre.

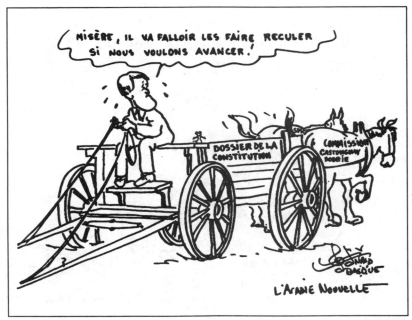

13 novembre 1991

La commission Castonguay-Dobbie, comme la commission Spicer,
ne règle pas le problème de Mulroney.

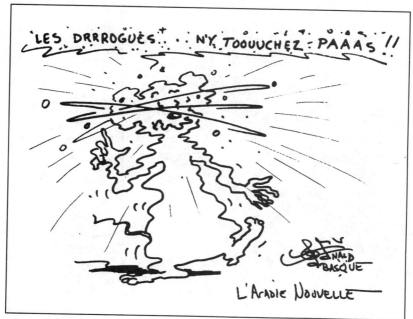

20 novembre 1991

N'y touchez pas !

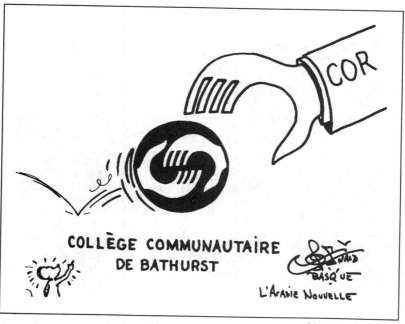

21 novembre 1991

On voulait que le collège communautaire
de Bathurst devienne bilingue.

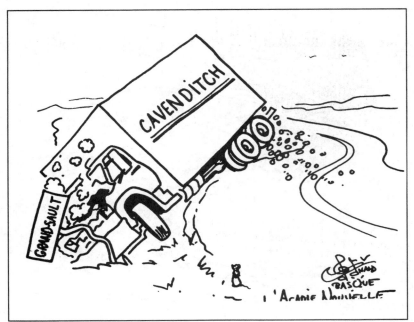

25 novembre 1991

Cette compagnie de la pomme de terre devait s'établir à Grand-Sault,
mais elle a changé d'idée.

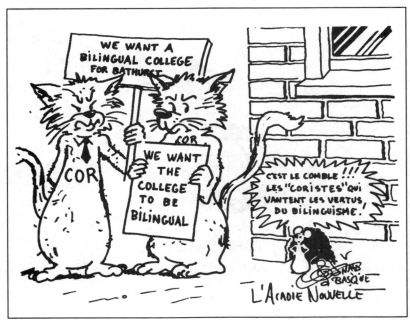

27 novembre 1991

Les coristes ne manquent pas d'audace.

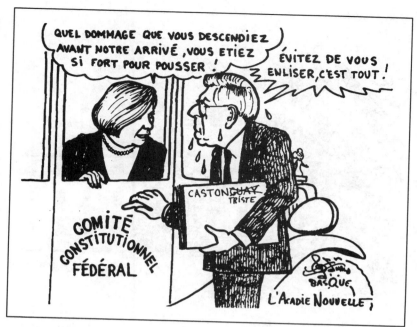

28 novembre 1991

Ce qui devait arriver, arriva.

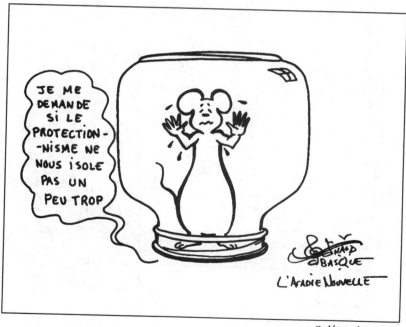

3 décembre 1991

C'est mon avis.

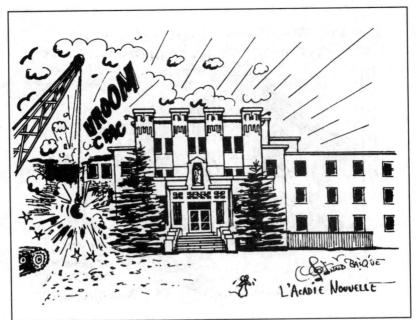

9 décembre 1991

Ça y est ! Adieu l'Hôtel-Dieu de Tracadie !

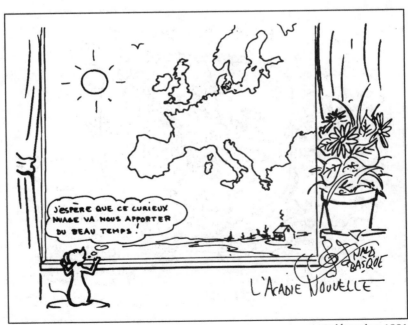

10 décembre 1991

Observez. Ce nuage est la carte de l'Europe.
C'est la communauté économique européenne qui se forme.

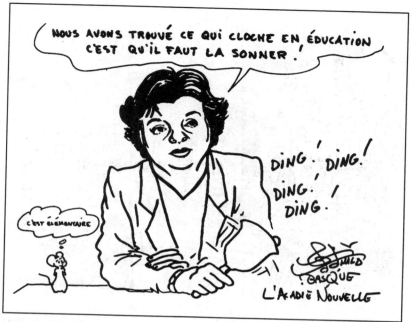

11 décembre 1991

L'excellence en éducation, c'est l'affaire d'Aldéa Landry.

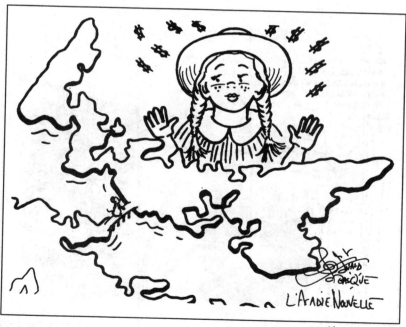

12 décembre 1991

Un lien fixe pour l'Île-du-Prince-Édouard, c'est des retombées
pour Anne aux pignons verts.

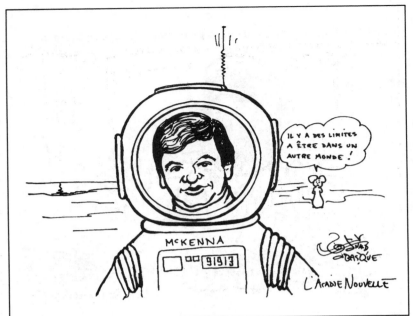

13 décembre 1991

McKenna agit seul.

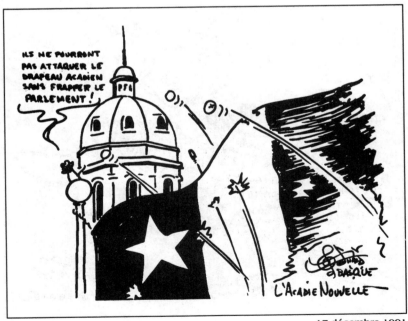

17 décembre 1991

Le drapeau acadien flotte au parlement
et ça ne plaît pas à l'opposition.

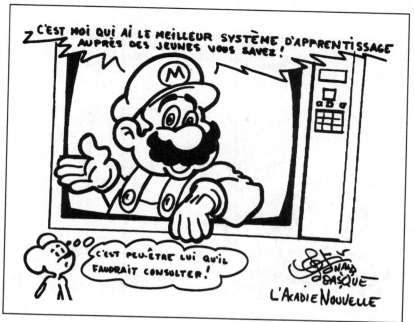

18 décembre 1991

Les enfants apprennent plus devant l'écran qu'à l'école.

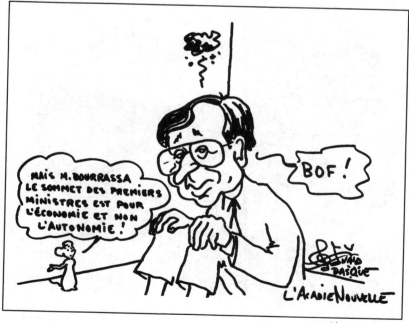

20 décembre 1991

Bourassa ne sait plus à quel moment il doit s'abstenir,
étant désillusionné.

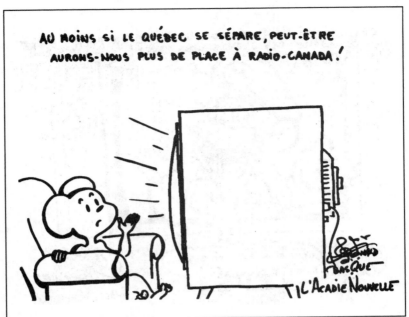

3 janvier 1992

A l'émission Bye Bye '91, on fait la vague non pas « coast to coast » mais seulement d'une frontière du Québec à l'autre.

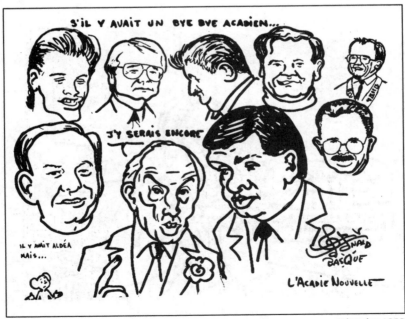

7 janvier 1992

S'il y avait un Bye Bye acadien...

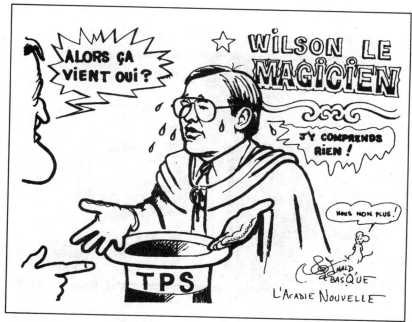

8 janvier 1992

La T.P.S. n'est pas le miracle attendu.

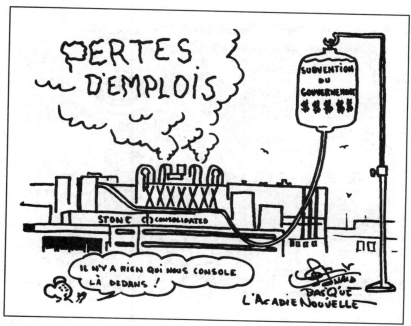

9 janvier 1992

La compagnie Stone, de Bathurst, a souvent fait les manchettes.

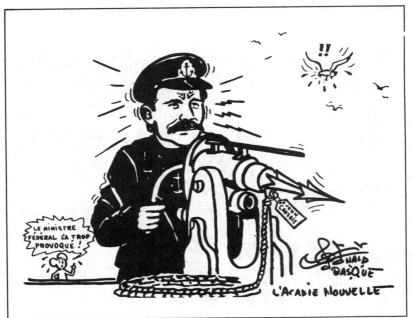

10 janvier 1992

Gastien Godin est fâché à cause du plan de pêche de Crosbie.

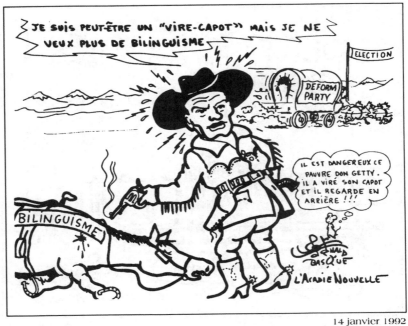

14 janvier 1992

Le premier ministre de l'Alberta trouve le bilinguisme trop irritant.

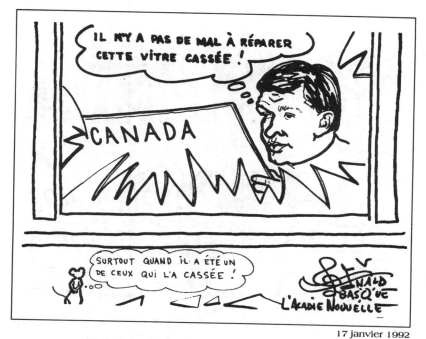

McKenna change de discours constitutionnel.

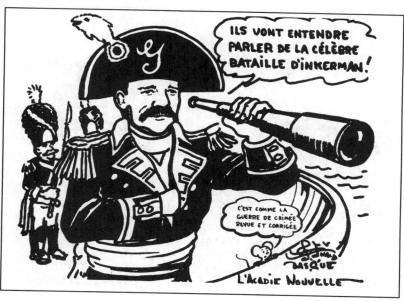

Rassemblés à Inkerman, les membres de l'association des pêcheurs professionnels acadiens (APPA) vont discuter du plan de gestion du poisson de fond. Ici, je fais allusion à la bataille de la Guerre de Crimée qui est à l'origine du nom de cette localité du Nord-Est du Nouveau-Brunswick.

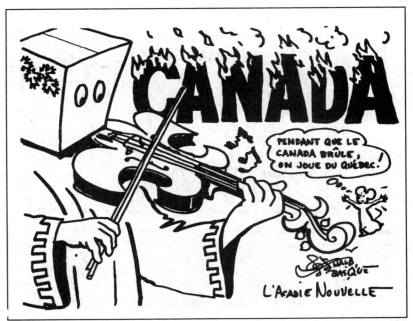

21 janvier 1992

Tel Néron jouant du violon, alors que Rome était en flammes.

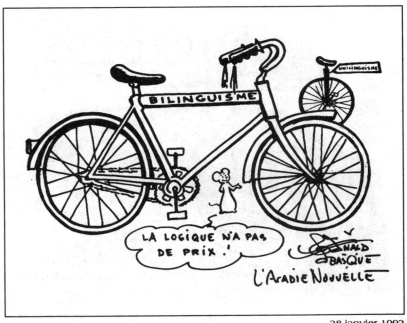

28 janvier 1992

La langue non plus.

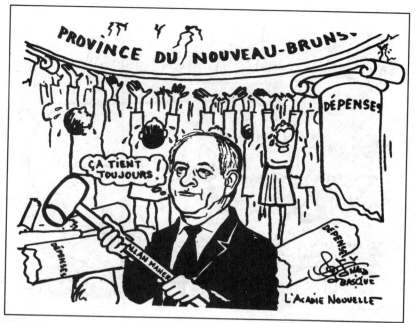

30 janvier 1992

Le ministre des Finances du N.-B. s'étonne de sabrer
dans les dépenses sans que la province ne tombe ;
mais c'est que les citoyens la tiennent.

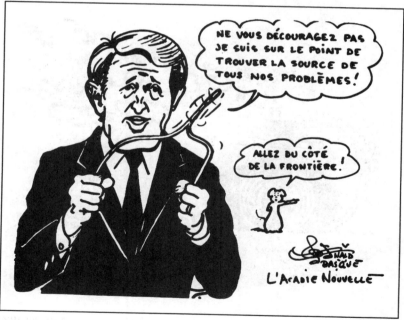

31 janvier 1992

Les Canadiens profitent des prix avantageux offerts aux Etats-Unis
à cause de la T.P.S., mais Mulroney ne semble pas le réaliser.

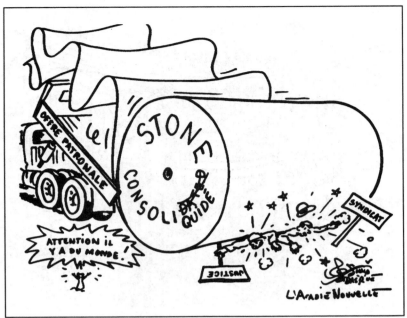

4 février 1992

Le conflit s'envenime à la Stone Consolidated de Bathurst.

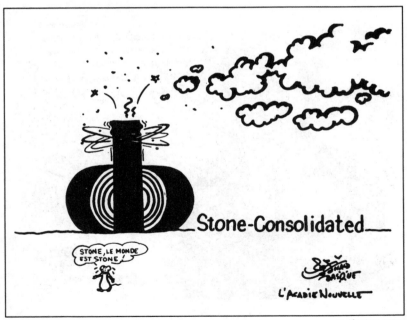

5 février 1992

Le syndicat blâme la compagnie et la compagnie
accuse le syndicat d'intransigeance. C'est classique.

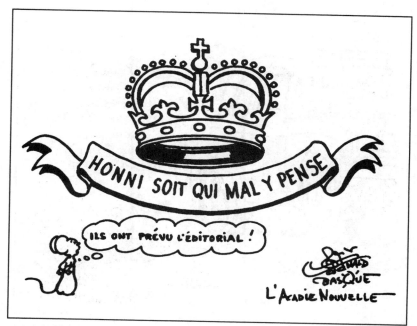

6 février 1992

L'éditorialiste remettait en question l'utilité de la monarchie
et la traitait de vestige trop coûteux.

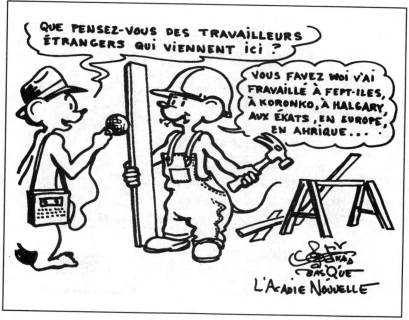

7 février 1992

J'ai placé des clous dans la bouche d'un ami (encore Valier Jean, je crois)
pour mieux capter la sonorité des mots.

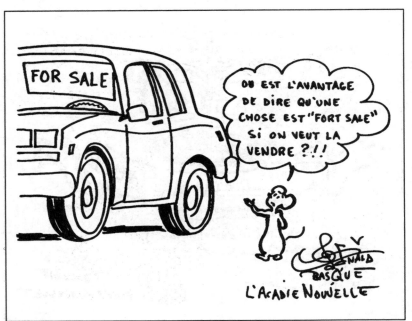

17 février 1992

Pourquoi les Acadiens utilisent-ils l'affichage anglophone pour vendre leurs produits alors que ce sont des Acadiens qui achètent ?

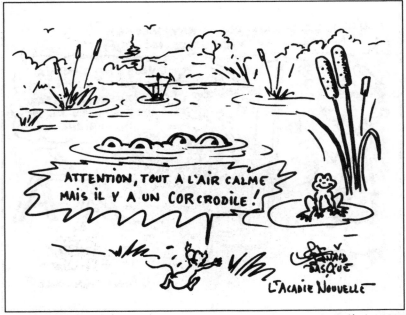

18 février 1992

Ah ! Ces chers coristes !

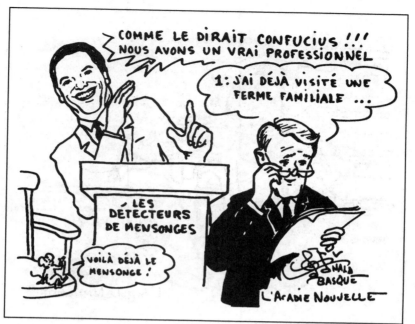

21 février 1992

Aujourd'hui, on dirait : « Que le meilleur gagne » !

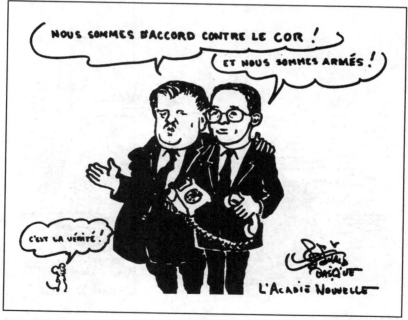

24 février 1992

Denis Losier, lui-même, m'avait raconté que lors d'un voyage en Russie,
il avait été agressé par un voleur alors qu'il était au téléphone
et s'est défendu avec le récepteur.

143

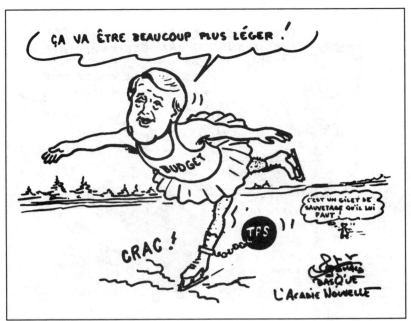

25 février 1992

Son budget était plus souple et lui permettait d'attendre la reprise.

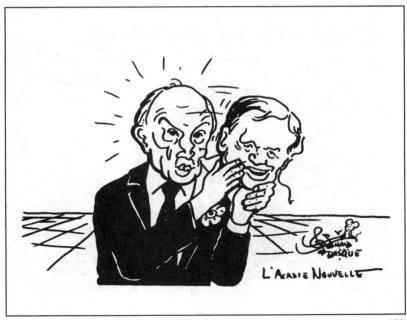

2 mars 1992

C'était à s'y méprendre.

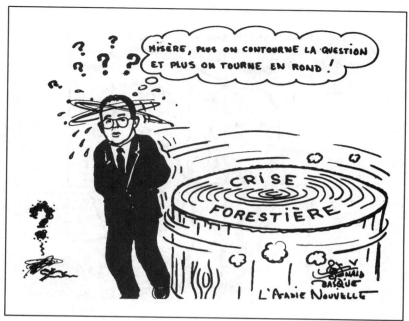

5 mars 1992

Une table ronde sur l'industrie forestière :
mais la solution est difficile à trouver.

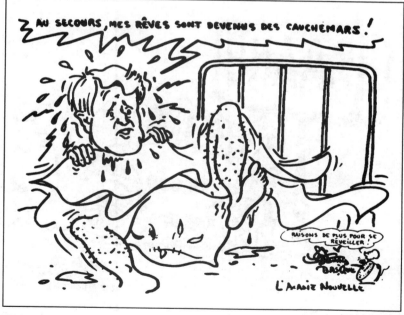

6 mars 1992

Brian Mulroney se mérite la plus basse note jamais enregistrée.

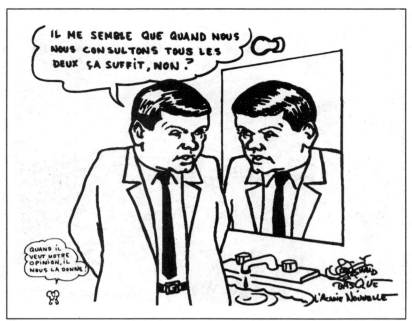

9 mars 1992

L'impression de consulter.

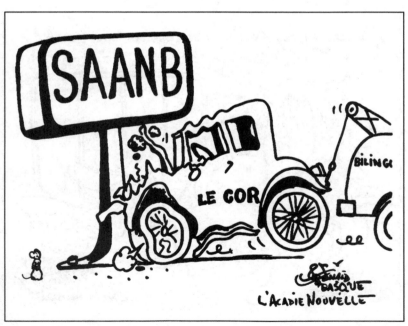

13 mars 1992

Les coristes exigent la traduction anglaise du mémoire de la SAANB
sur le fédéralisme canadien, ce qui prouve que le bilinguisme
leur est nécessaire.

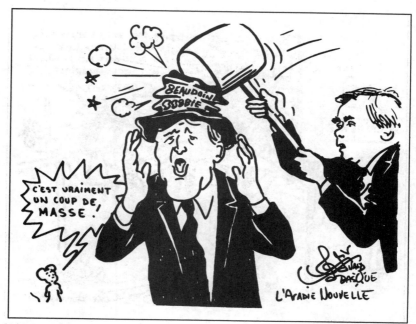

17 mars 1992

Le ministre de la Défense nationale, Marcel Masse,
n'aime pas le rapport Beaudoin-Dobbie et le dit inacceptable
pour le Québécois qu'il est.

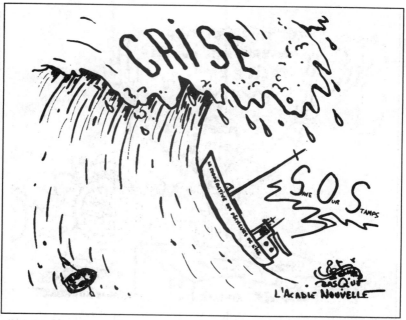

23 mars 1992

La coopérative des pêcheurs de l'Ile de Lamèque
est au bord du naufrage.

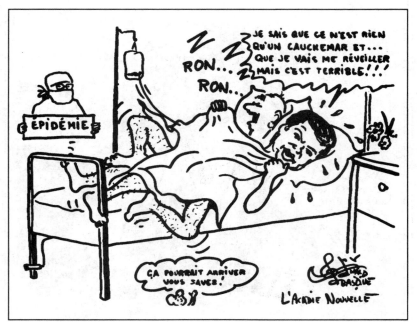

30 mars 1992

L'élimination des lits d'hôpitaux et ses conséquences.

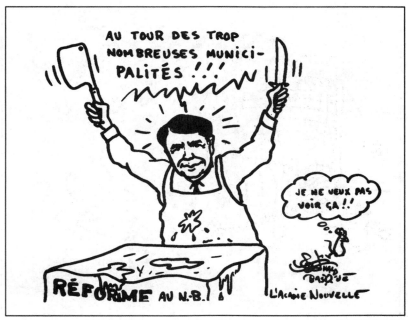

31 mars 1992

Il y en a qui n'aiment pas se faire fusionner,
quand les communautés sont de cultures différentes.

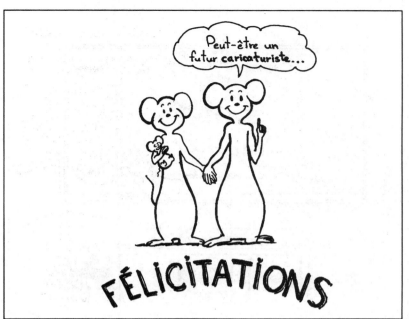

Ce jour-là, l'équipe du journal m'a fait un grand plaisir en faisant un montage avec une autre de mes caricatures. La veille, soit le 1er avril, j'étais auprès de mon épouse qui donnait naissance à notre fils Michel.

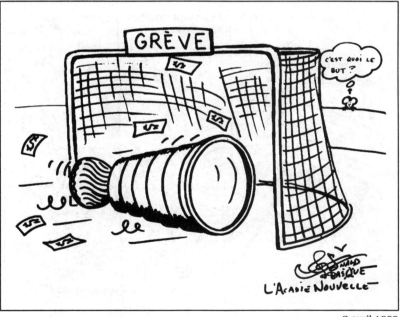

La L.N.H. n'en était pas à sa dernière grève.

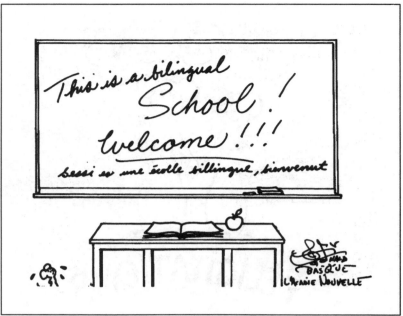

Est-ce possible, une école bilingue ?

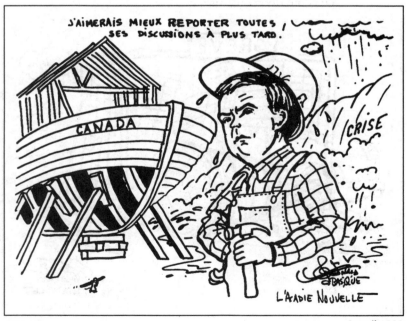

Tel Noé, Joe Clark construit une arche, mais il voudrait voir
les ouvriers se presser un peu plus lors des pourparlers d'Halifax
sur le problème constitutionnel.

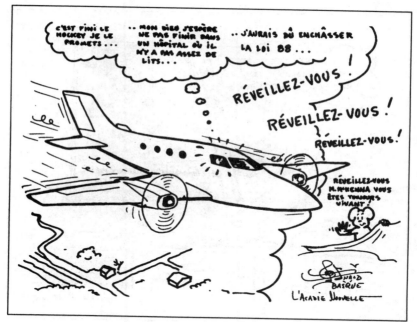

14 avril 1992

Le pilote de l'avion, dans lequel Frank McKenna prenait place, a eu un problème avec le train d'atterrissage. Il a dû tourner en rond autour de la piste avant de pouvoir atterrir. Certaines personnes n'ont pas aimé ce genre d'humour, mais ce n'était pas méchant.

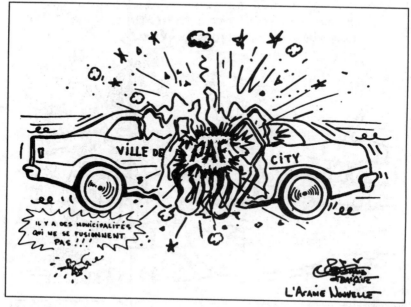

15 avril 1992

La fusion des municipalités ne se fait pas sans heurt.

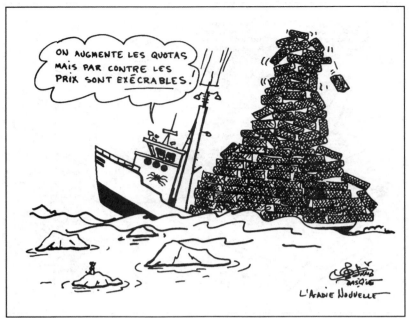

Pour ne pas dire « exécrabe ».

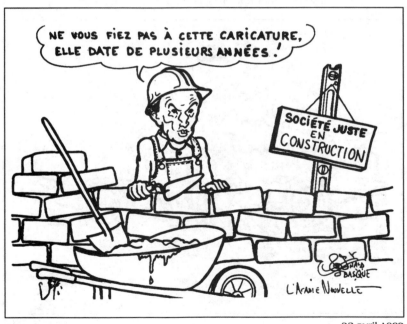

23 avril 1992

On reparlait des discours de la campagne de Trudeau
avec la réalité d'aujourd'hui.

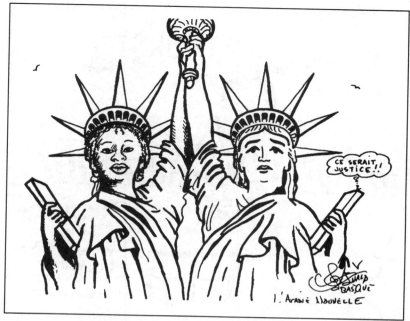

5 mai 1992

L'affaire Rodney King, cet automobiliste noir battu par la police, me rappelle que les Etats-Unis ont une statue qui représente la liberté, en femme de race blanche. Peut-être devraient-ils songer à ajouter une autre femme : une de race noire ou encore une Amérindienne.

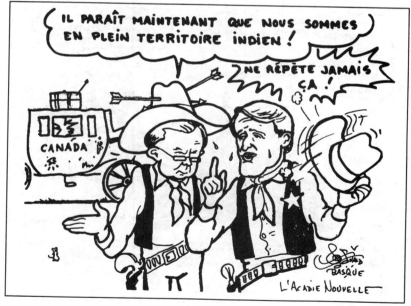

8 mai 1992

Les Amérindiens réclament une juridiction territoriale.

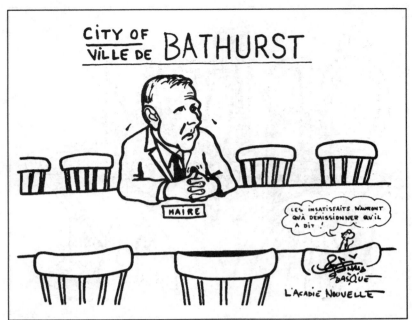

18 mai 1992

Frenette, maire de Bathurst, a un peu de difficultés à s'entendre
avec les autres échevins.

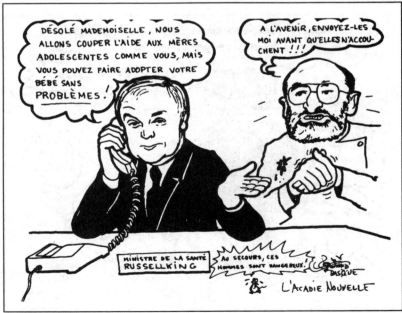

20 mai 1992

Décidément, la souris ne voit Morgantaler
que lorsqu'elle est enceinte.

154

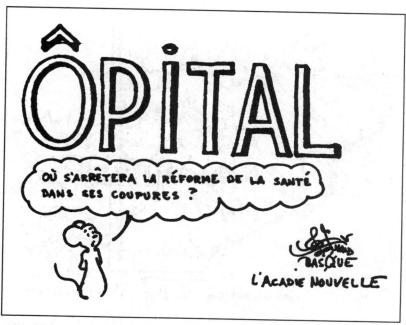

21 mai 1992

Ils ont coupé la lettre « H ».

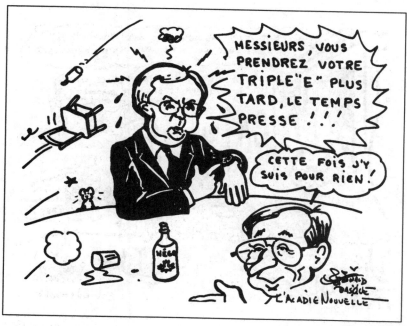

27 mai 1992

On parle de triple « E » : sénat Egal, Elu, Efficace ;
concept de l'Ouest.

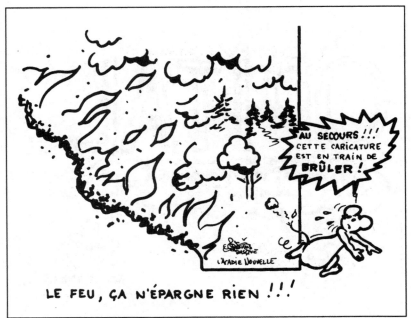

28 mai 1992

Les feux de forêt font de grands ravages.

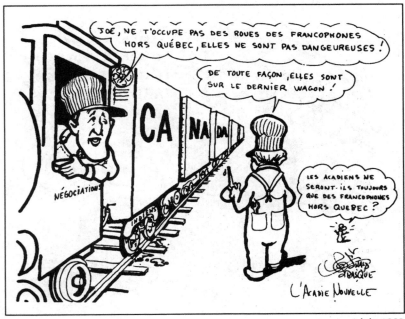

1 juin 1992

Les francophones ne sont pas très importants.

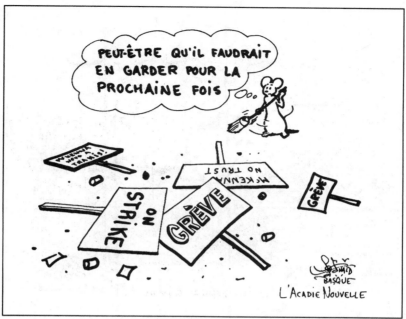

Une entente avait été conclue entre le gouvernement
et ses employés syndiqués. Sans être prétencieux, j'avais l'intuition
que tout n'était pas fini et ma vision était assez juste puisque...

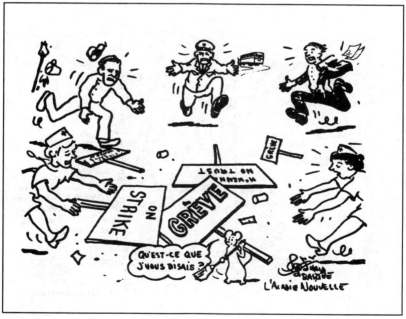

...deux jours plus tard.

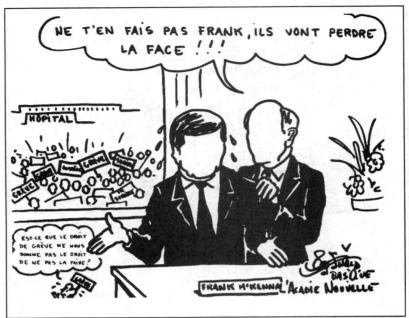

5 juin 1992

Certains reconnaîtront McKenna et Maher, enfin je l'espère !

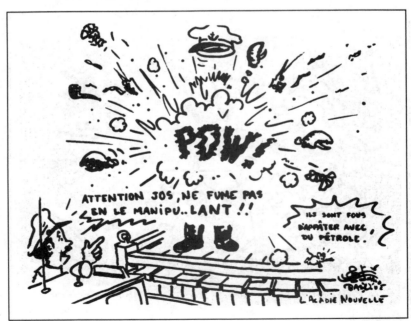

9 juin 1992

Une rumeur voulait que certains pêcheurs appâtaient le homard
avec des produits pétroliers.

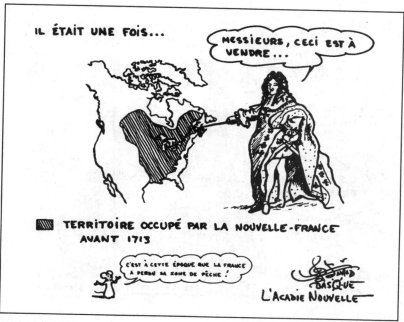

Ça, c'est Louis XIV.

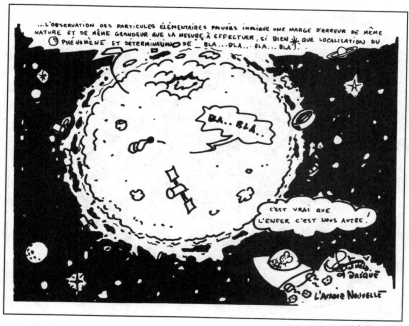

A la rencontre de Rio, on est d'accord sur une chose :
« On doit arrêter de polluer ».

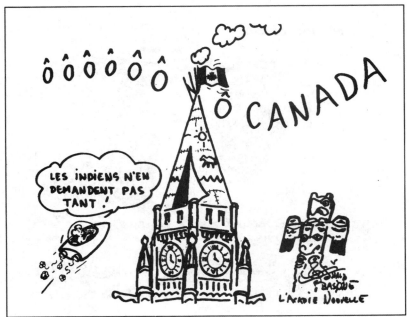

29 juin 1992

Les Blancs ont peur que les Amérindiens ne leur en demandent trop.

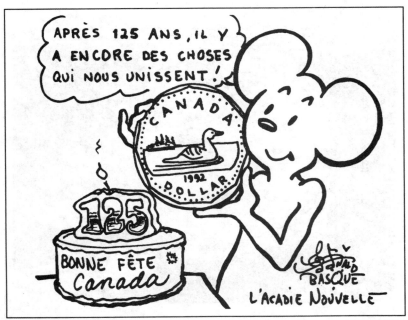

30 juin 1992

Le dollar canadien est la seule chose que tout le monde veut garder.

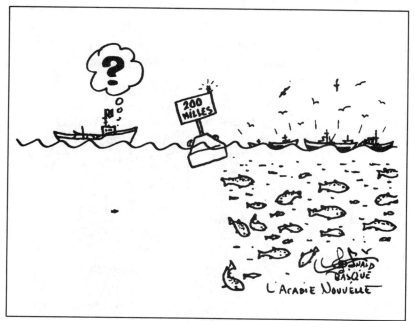

Ce pourrait-il que les stocks de poisson
s'arrêtent à la limite des 200 milles ?

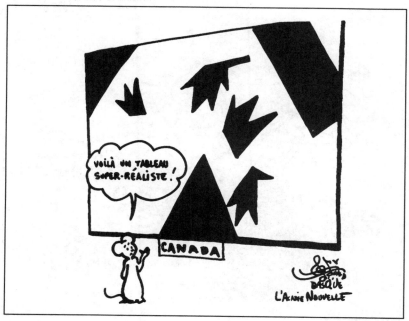

Le drapeau canadien est méconnaissable.

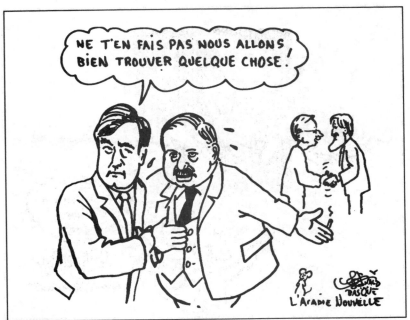

Les deux souverainistes n'aiment pas que
Bourassa et Mulroney s'entendent si bien.

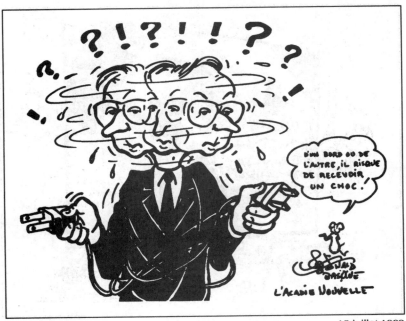

13 juillet 1992

Bourassa ne sait plus où se brancher.

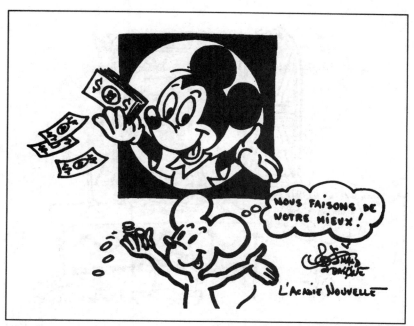

15 juillet 1992

On se plaignait que le Pays de la Sagouine n'attirait pas
beaucoup de monde.

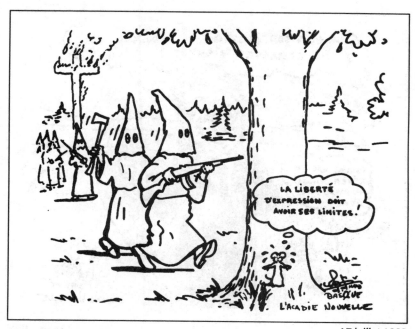

17 juillet 1992

L'antisémitisme en Alberta faisait l'objet de l'éditorial.

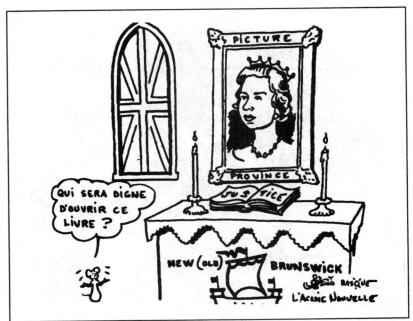

21 juillet 1992

René Arsenault de Balmoral avait refusé de prêter le serment d'allégeance à la reine ; ce qui lui avait coûté l'entrée au barreau.

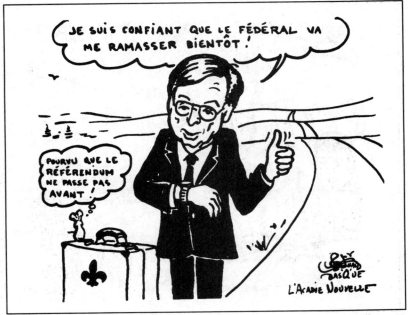

29 juillet 1992

Bourassa croit que le fédéral est encore la meilleure voie.

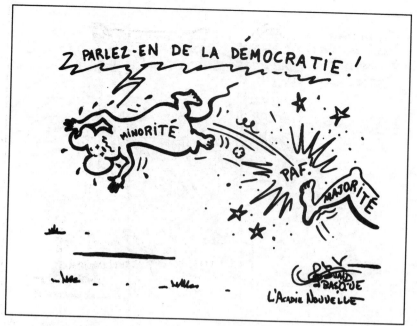

4 août 1992

La démocratie ne favorise pas les francophones au pays.

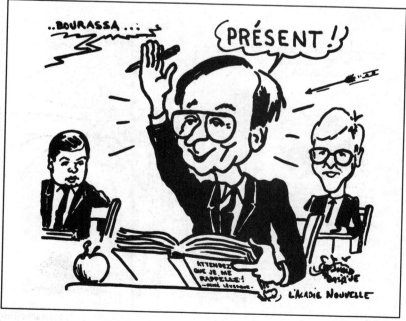

6 août 1992

Le processus de révision constitutionnel reprend grâce au retour de Bourassa, après la mort de l'accord de Meech.

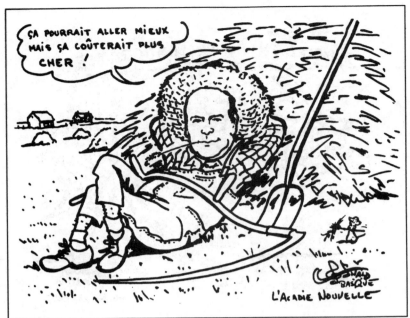

Le ministre Gérald Clavette vient d'être nommé à l'agriculture
où les problèmes du GATT (General Agreement on Trade and Tarifs)
sont une préoccupation majeure.

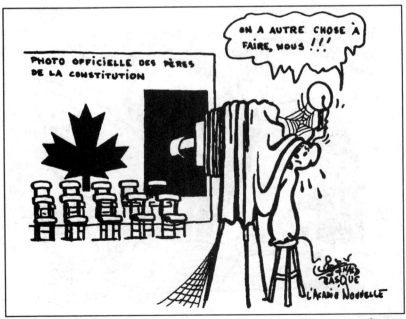

10 août 1992

Ça n'aboutit toujours pas, malgré tant d'énergie consacrée à discuter.

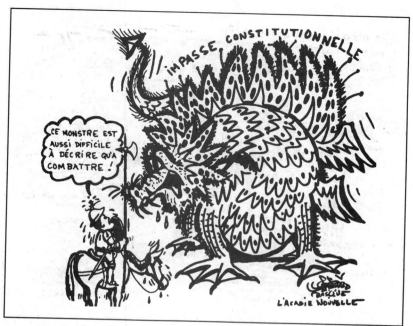

11 août 1992

L'impasse constitutionnelle est devenue un vrai monstre.

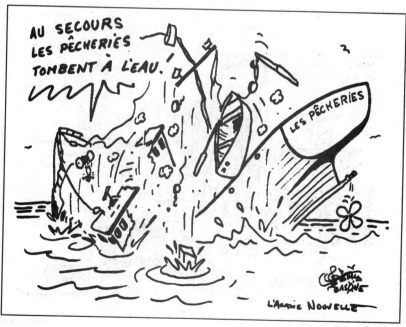

12 août 1992

La fermeture de la pêche à la morue devient imminente.

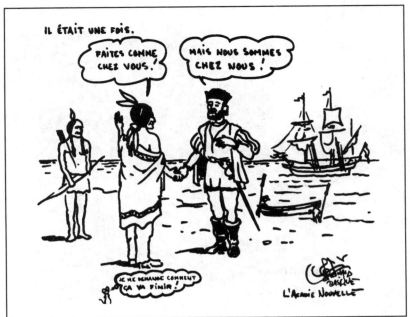

13 août 1992

Revision historique.

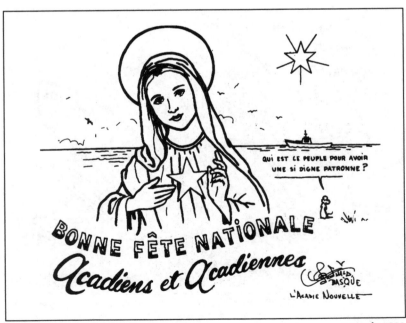

14 août 1992

C'est ce que je me dis.

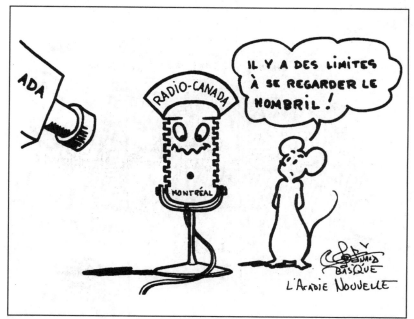

17 août 1992

Radio-Canada, c'est surtout « Montréal ».

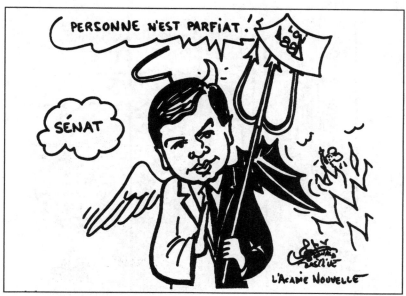

21 août 1992

McKenna devient le sauveur de l'unité nationale par ces propos :
« Les provinces qui se verront réduire le nombre de leurs sénateurs
auront automatiquement une augmentation équivalente de députés
à la chambre des communes ».
D'un autre côté, il n'enchâsse toujours pas la loi 88.

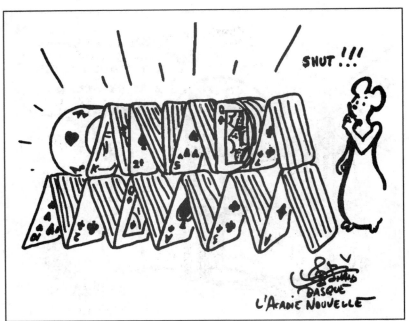

24 août 1992

On parle d'une entente fragile.

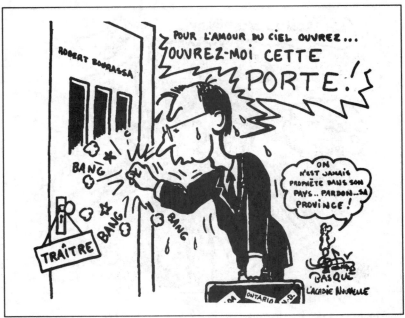

25 août 1992

Bourassa est rejeté pas les siens pour avoir accepté une entente globale
qu'on juge inacceptable pour le Québec.

170

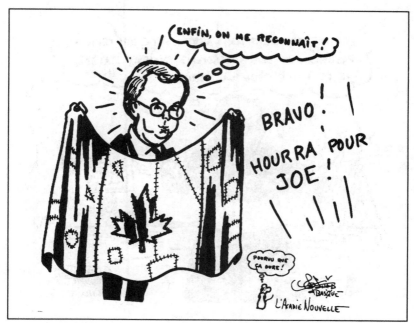

27 août 1992

L'un des ministres les plus écoutés du cabinet Mulroney
a été un bon conciliateur constitutionnel et on l'applaudit.

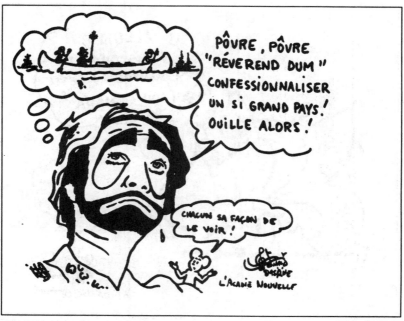

31 août 1992

Il faut consulter le pays par un référendum
et Sol n'a pas tort d'être sceptique.

171

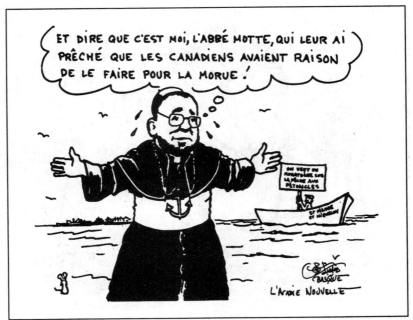

10 septembre 1992

L'éditorialiste, Henri Motte, avait prêché un moratoire sur la morue.

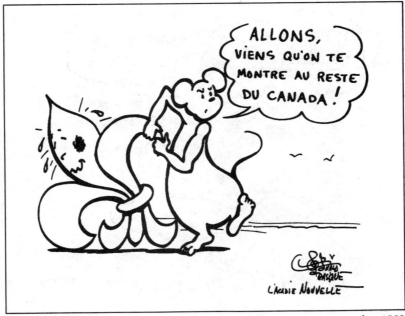

18 septembre 1992

La fleur de lis représente la langue et la culture françaises.

172

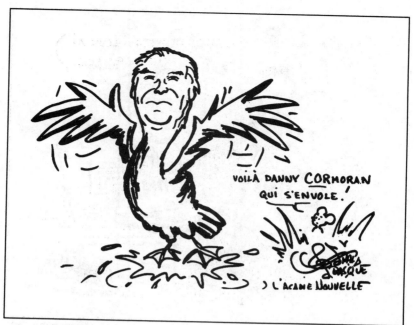

21 septembre 1992

Danny Cameron vient de se faire élire chef du parti C.O.R.

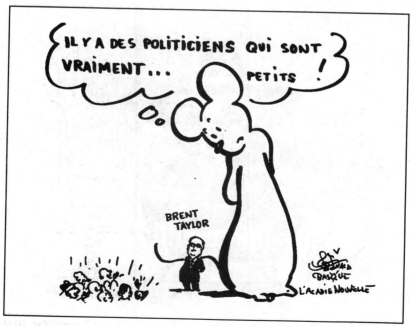

23 septembre 1992

Brent Taylor, du parti C.O.R., fait des déclarations anti-francophones
qui lui attirent les applaudissements de son auditoire.

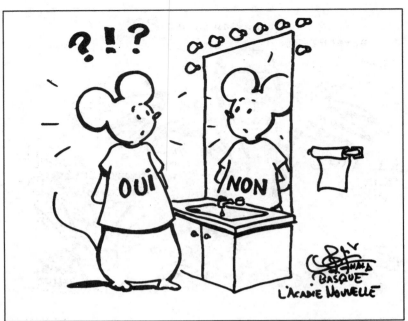

24 septembre 1992

La question du référendum donne lieu à tellement d'interprétations
différentes qu'un « oui » dans une province veut dire « non »
dans une autre.

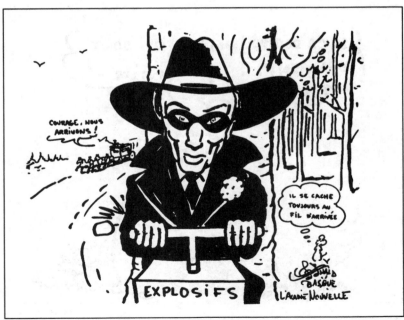

25 septembre 1992

Pierre Elliot Trudeau, qu'on croyait loin de la politique,
vient de se prononcer dans le débat constitutionnel
et il s'oppose à la ratification de l'accord.

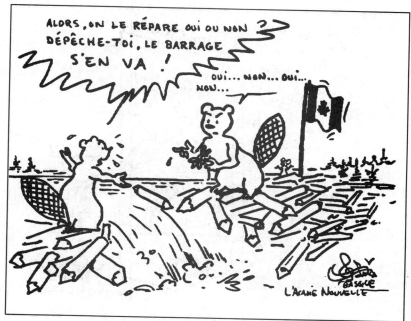

29 septembre 1992

Voterons-nous « oui » ou « non » ???

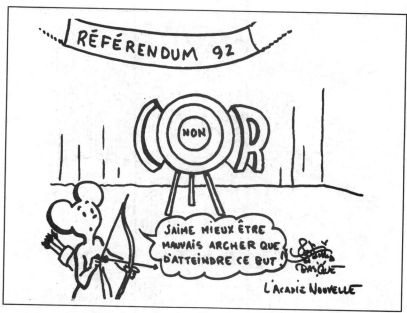

30 septembre 1992

Le parti C.O.R. recommande de voter « non » au référendum
et les Acadiens sont moralement obligés de voter « oui »
pour sauvegarder leurs acquis et surtout l'enchâssement de la loi 88
sur les langues officielles.

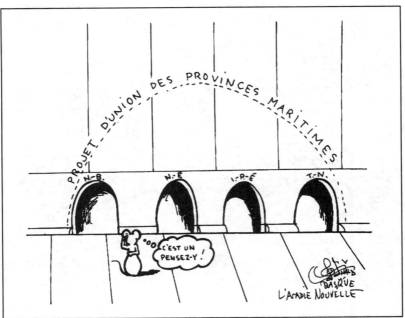

5 octobre 1992

Unir les provinces maritimes comporte des dangers.

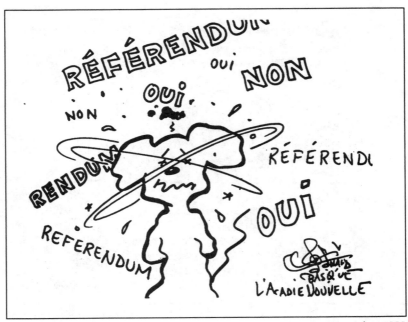

6 octobre 1992

Les discussions se font interminables au point
que les esprits se fatiguent.

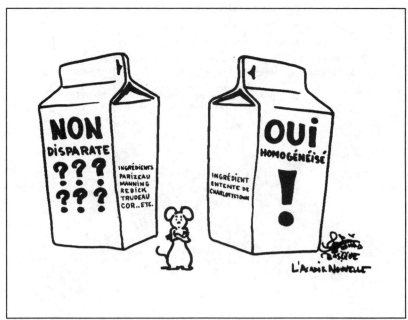

7 octobre 1992

Ceux qui ont voté pour le « non » n'avaient pas toutes
les mêmes raisons de le faire.

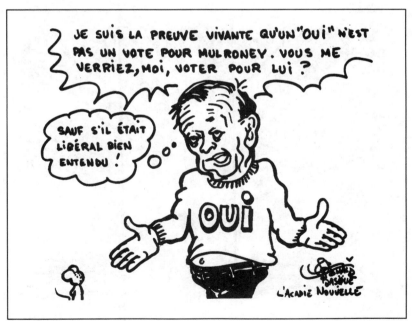

13 octobre 1992

Même le chef de l'opposition, Jean Chrétien,
suggère de ratifier l'accord.

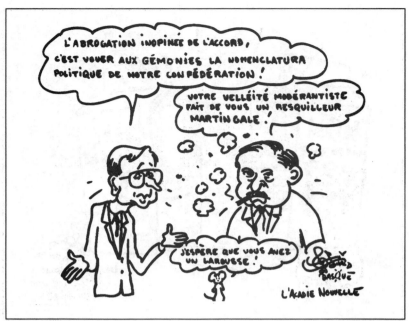

14 octobre 1992

Les discours des chefs, au Québec, deviennent tellement compliqués
que seuls les grands érudits peuvent s'y retrouver.

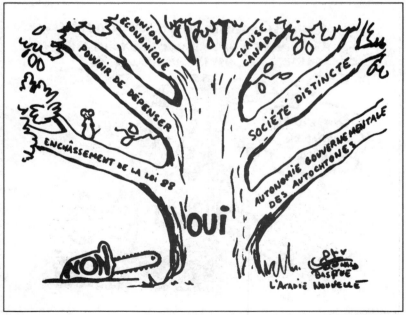

19 octobre 1992

Tous les Acadiens étaient favorables à l'entente pour diverses raisons
représentées ici par des branches. Un « non » aurait fait tomber l'arbre.

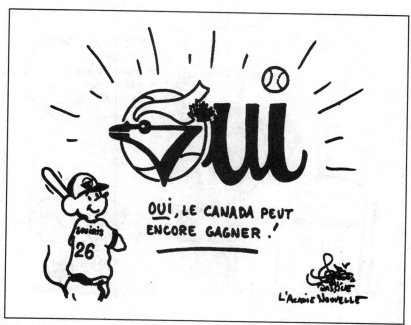

26 octobre 1992

Les Blue Jays de Toronto ont remporté la série mondiale cette année ;
ce qui pourrait éveiller un sentiment nationaliste
favorable au camp du « oui ».

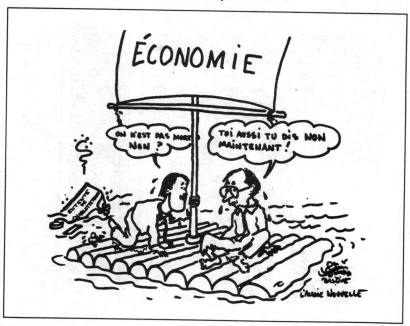

28 octobre 1992

Le référendum est perdu pour le camp du « oui »
et c'est une défaite pour les Mulroney et Bourassa.

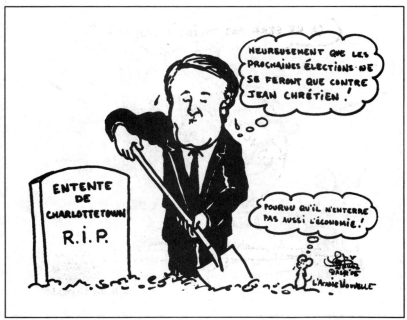

29 octobre 1992

Je pensais, à cette époque, que même Jean Chrétien ne serait plus là pour longtemps, mais je me suis trompé.

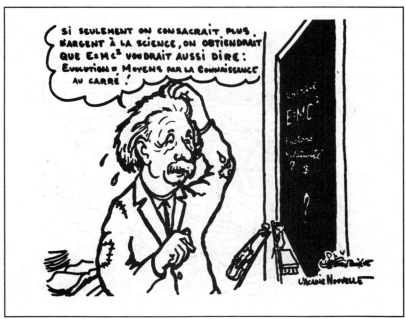

30 octobre 1992

J'ai toujours aimé ce personnage de Einstein, à l'allure un peu poète.

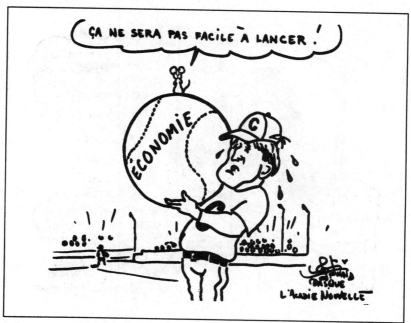

5 novembre 1992

Mission impossible.

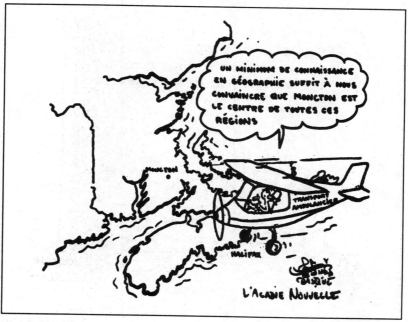

9 novembre 1992

Le transport ambulancier aérien semblait sur le point de se concrétiser, mais l'endroit d'où le service devait s'effectuer était très convoité.

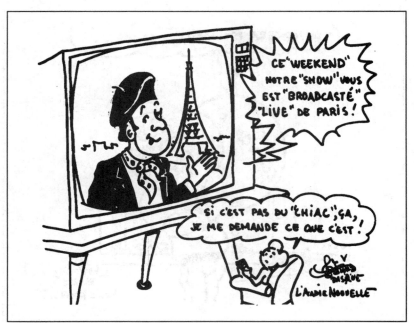

10 novembre 1992

On veut accepter le chiac dans les salles de classe
au nom de l'intégration de la variation linguistique acadienne.
La France ne donne certe pas le meilleur exemple.

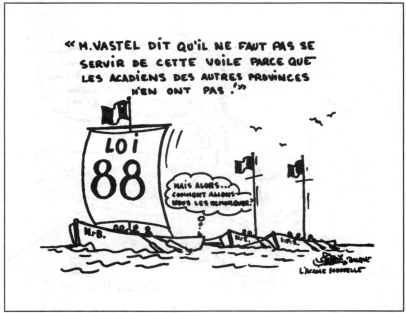

13 novembre 1992

Le journaliste, Michel Vastel, avait été l'orateur invité
à l'assemblée annuelle de l'association des juristes
d'expression française au Nouveau-Brunswick.

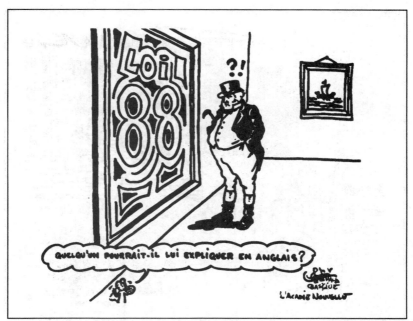

17 novembre 1992

Ce personnage est John Bull, un pendant britannique
à l'oncle Sam des États-Unis.

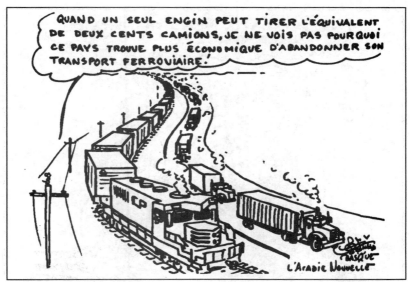

23 novembre 1992

Je trouve catastrophique l'abandon des voies ferroviaires au profit
du camionnage, ayant moi-même travaillé comme serre-frein pour une
compagnie de chemin de fer : la Québec North Shore and Labrador
Railway. Je me souviens que ces engins pouvaient tirer un train d'une
longueur de deux-cent-trente-cinq) wagons de long.
C'est une nette économie en pollution atmosphérique.

183

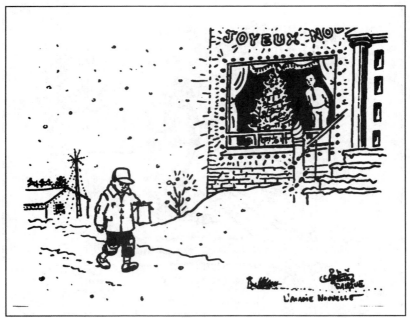

24 novembre 1992

Ce petit pauvre qui marche tête basse avec une caisse de bouteilles
vides, m'a ému moi-même bien que ce n'était que mon dessin.
La pauvreté existe toujours, même à Noël.

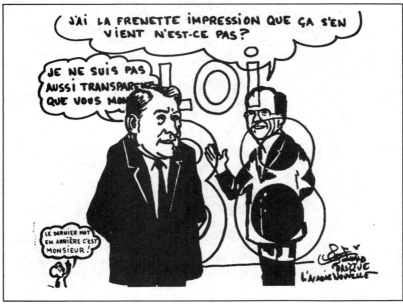

25 novembre 1992

« Ray » Frenette refuse de confirmer si la motion sur l'enchâssement
de la loi 88 sera à l'ordre du jour ou pas, bien que le président
de la SAANB, Germain Blanchard, le souhaite pour la reprise des travaux
parlementaires à Fredericton.

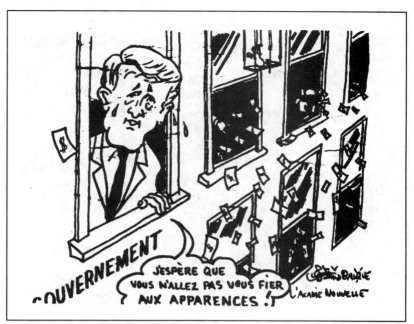

26 novembre 1992

On s'interroge sur la mauvaise gestion de notre pays
sous le régime Mulroney.

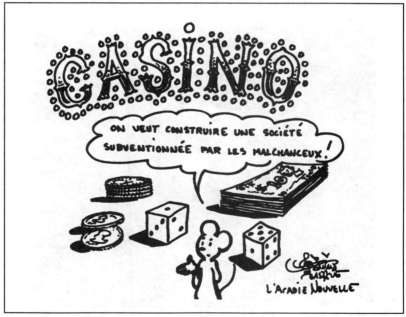

27 novembre 1992

Les jeux de hasard alimentent les discussions en vue d'une source
de financement au Nouveau-Brunswick.

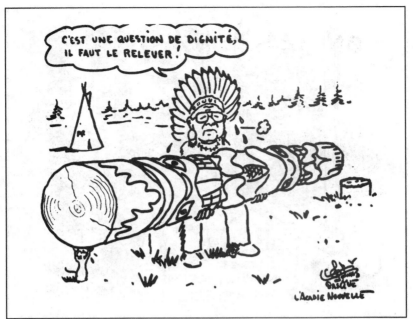

2 décembre 1992

Six suicides en moins de cinq mois à la réserve de Big Cove
au Nouveau-Brunswick. Le chef Lévi ne sait plus quoi faire
et doit démissionner face aux problèmes d'alcool
et de drogue qui empoisonnent son peuple.

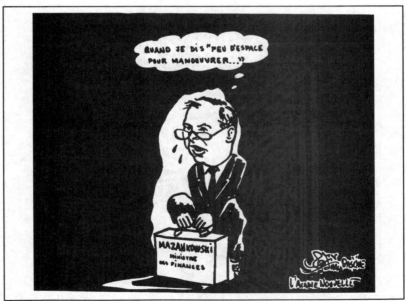

3 décembre 1992

Ottawa ne peut plus faire face à la musique, avec un mini budget.

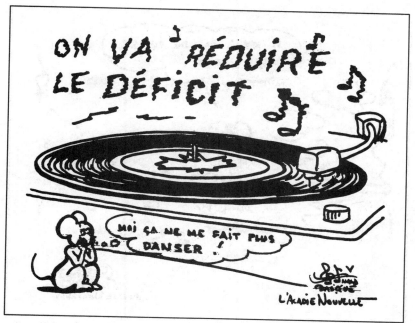

4 décembre 1992

C'est toujours la même chanson.

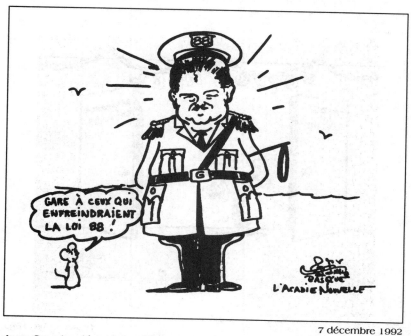

7 décembre 1992

Jean Gauvin, député de Shippagan-Les-Iles, se veut le défenseur de la loi
sur les langues officielles au Nouveau-Brunswick.

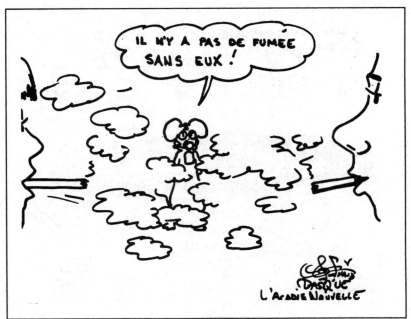

8 décembre 1992

On lutte contre le tabagisme au Nouveau-Brunswick.

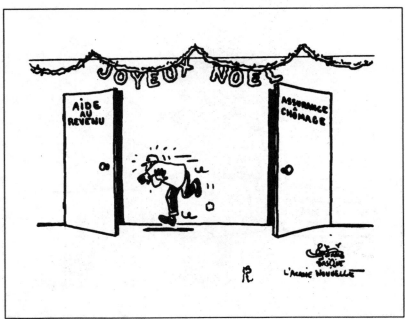

10 décembre 1992

On réduira le budget à l'assurance-chômage et beaucoup de gens
devront devenir des bénéficiaires de l'aide au revenu.
C'est une situation humiliante pour plusieurs.

188

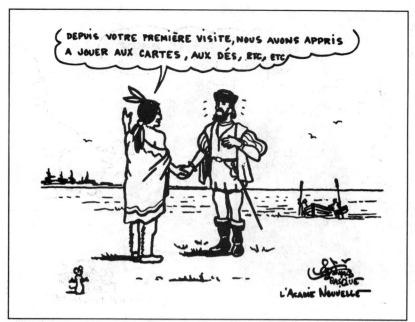

11 décembre 1992

Les Amérindiens perçoivent les casinos
comme une bonne source de revenu.

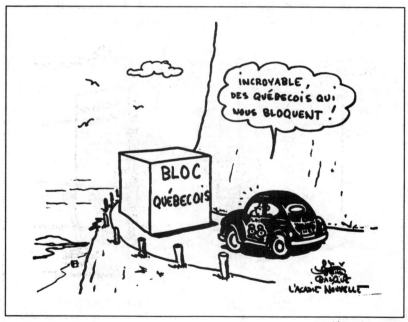

14 décembre 1992

Deux députés du Bloc québécois, Rocheleau et Plamondon, unissent
leur demande à celle des anti-francophones pour empêcher la Chambre
des communes à Ottawa d'enchâsser la loi 88 sur les langues officielles.

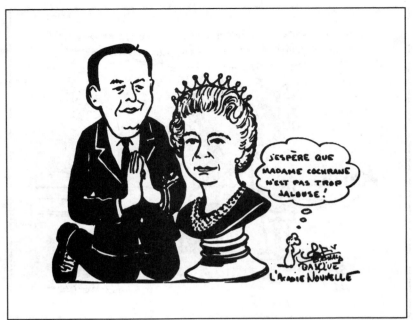

15 décembre 1992

Dennis Cochrane, chef du parti conservateur du Nouveau-Brunswick, voulait conserver la loi archaïque qui obligeait un nouvel avocat à prêter allégeance à la reine pour devenir membre du barreau, sous prétexte que « par les temps qui courent, la reine connaît des difficultés »

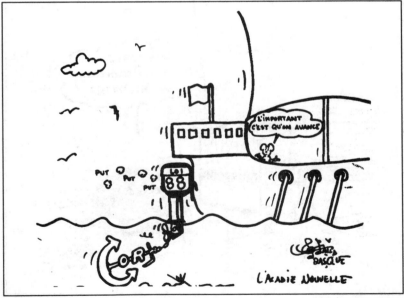

17 décembre 1992

Même après l'adoption des principes de la loi 88, le parti C.O.R. poursuit ses attaques.

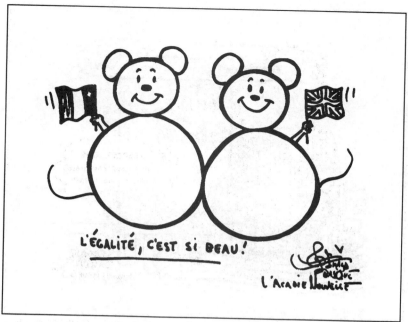

18 décembre 1992

Deux souris forment le numéro 88 pour symboliser l'égalité linguistique des anglophones et des francophones de majorité acadienne.

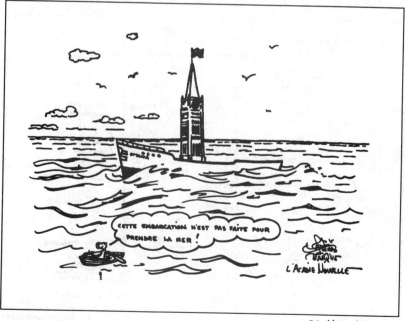

21 décembre 1992

Les décisions prises à Ottawa sur la question des pêches ne sont guère efficaces en mer.

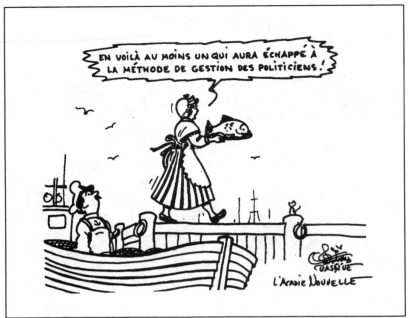

La méthode de gestion des pêches du ministre Crosbie a fait
en sorte que des espèces ont été surexploitées
et mal utilisées après leur capture.

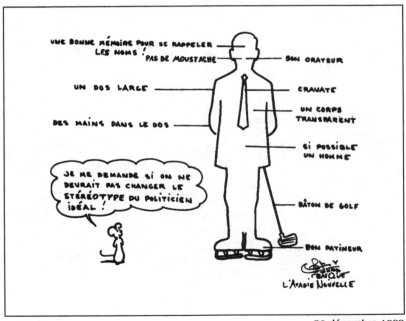

Le politicien démystifié.

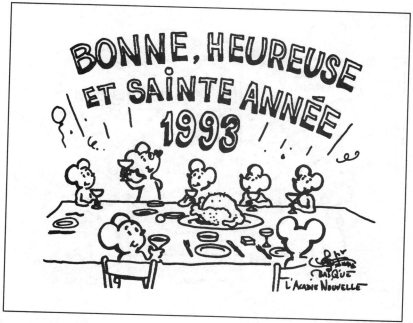

31 décembre 1992

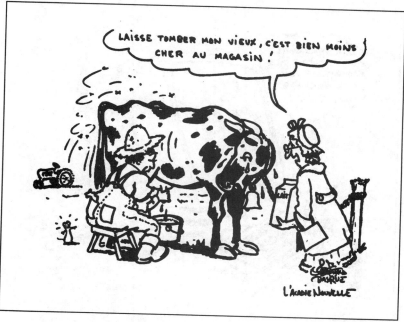

5 janvier 1993

Dans le cadre des négociations de l'Uruguay Round du Gatt,
les particuliers du secteur agricole de longue tradition rurale
aimeraient se protéger.

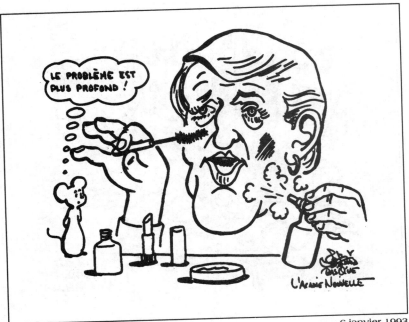

6 janvier 1993

Brian Mulroney a besoin de plus que d'un maquillage.

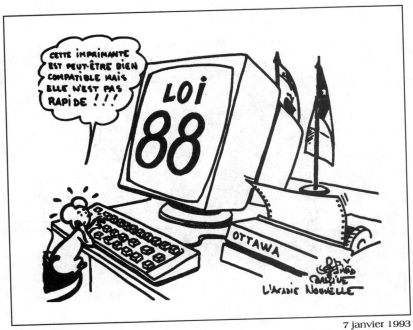

7 janvier 1993

La loi 88 n'est toujours pas complètement enchâssée à Ottawa.

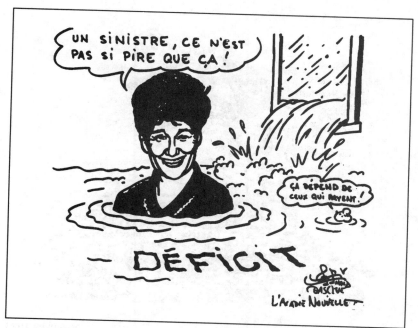

15 janvier 1993

La ministre, Marcelle Mersereau, décide que le gouvernement
ne pourra pas dédommager les sinistrés de la région
Madawaska-les-Lacs, victimes de pluies diluviennes.

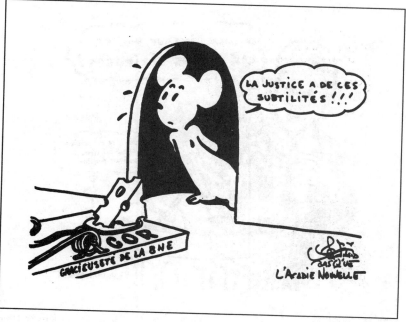

19 janvier 1993

La banque de Nouvelle-Ecosse (BNE) a versé 4 000 $,
sous forme de contribution au parti C.O.R., en prétendant à la justice
pour tous les partis politiques.

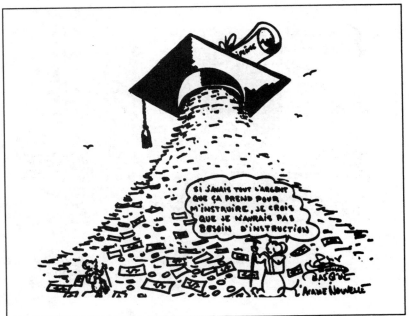

20 janvier 1993

L'éducation devient élitiste, car les coûts
sont de plus en plus élevés à l'université.

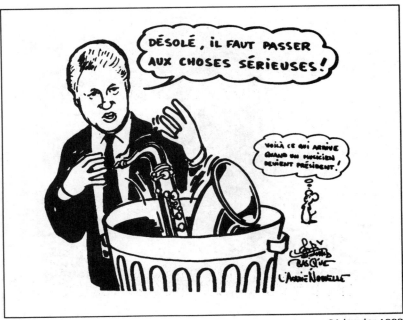

21 janvier 1993

L'arrivée de Bill Clinton, qui durant sa campagne,
avait été jusqu'à jouer du saxophone.

196

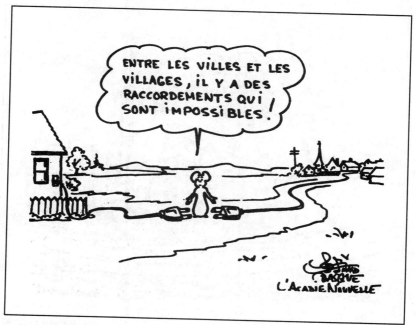

22 janvier 1993

Le problème de fusionnement des municipalités revient souvent.

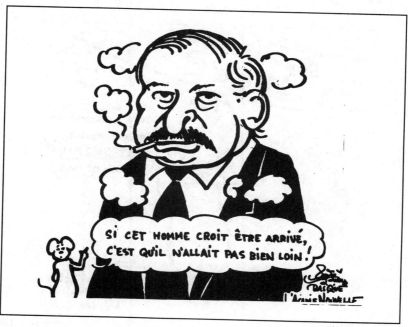

28 janvier 1993

Parizeau avait dit que le Québec n'avait pas besoin des allophones
pour atteindre la souveraineté.

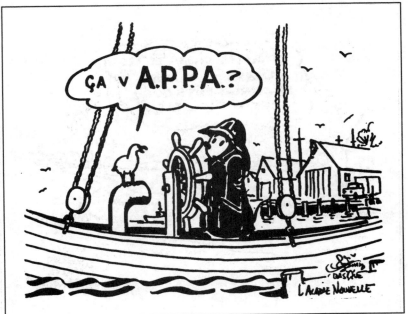

29 janvier 1993

Les pêcheurs du Québec et les transformateurs du Nouveau-Brunswick ne comprennent plus les décisions de l'APPA. Les représentants du Québec proposaient une réduction des quotas du Golfe à 28 000 tonnes quand l'APPA n'en demandait que 16 000.

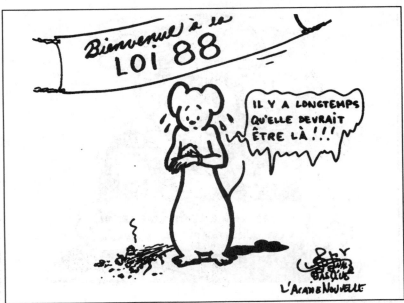

1 février 1993

Les principes de la loi 88 avaient déjà été adoptés au Nouveau-Brunswick et même par le sénat ; mais la capitale fédérale n'a toujours pas pu livrer la marchandise.

198

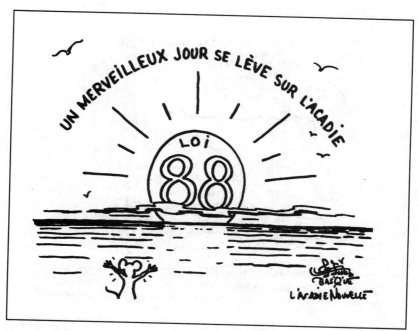

Un grand jour pour les Acadiens.

2 février 1993

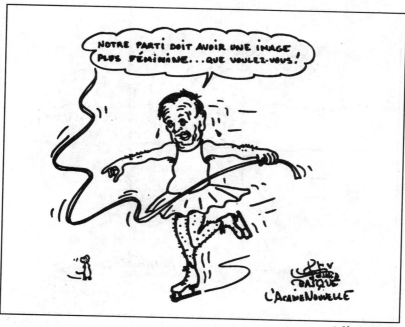

3 février 1993

L'arrivée de plusieurs femmes en politique, dont Kim Campbell,
incite Jean Chrétien à songer à favoriser une plus grande
représentation féminine dans son équipe.

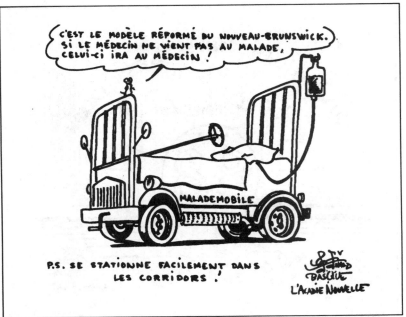

4 février 1993

Les petits hôpitaux de la province du Nouveau-Brunswick
se retrouvent avec des fermetures de lits.

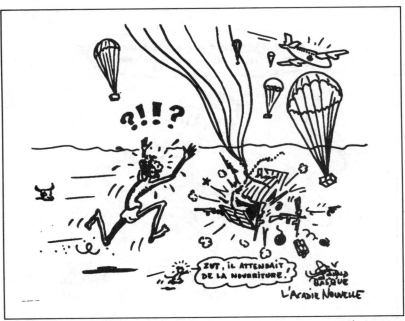

5 février 1993

C'est la semaine consacrée au développement international.
Le budget militaire est de 13 millards de dollars, alors qu'on veut réduire
de 642 millions l'aide publique au développement.

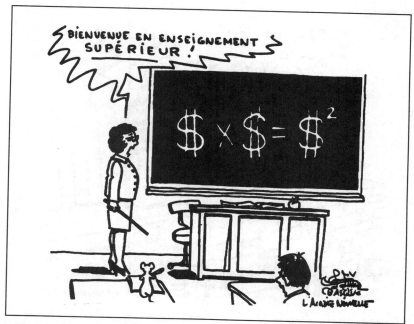

8 février 1993

Les universités et collèges communautaires sont devenus
des affaires de gros sous.

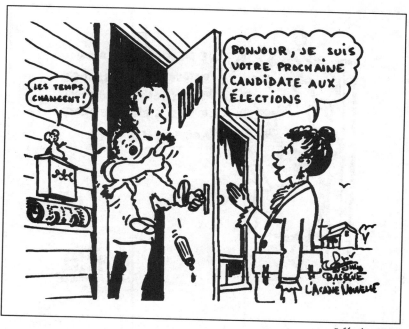

9 février 1993

Les femmes jouent souvent des rôles réservés
aux hommes et vice-versa.

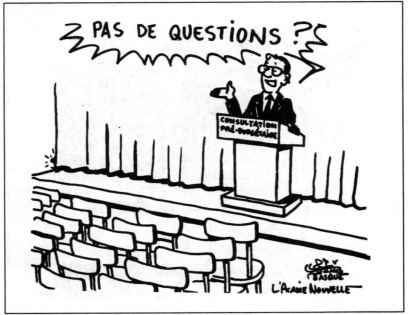

10 février 1993

Le gouvernement McKenna entreprend des rondes de consultation dans le cadre du processus de préparation budgétaire, mais peu de gens y assistent. Les réunions se déroulent de 9h à 16h.

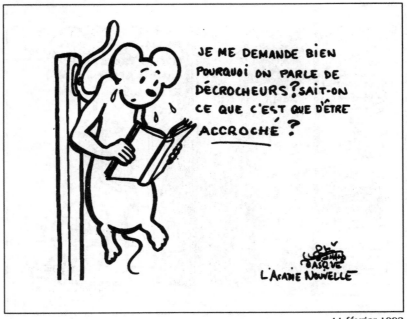

11 février 1993

C'est une question d'expression.

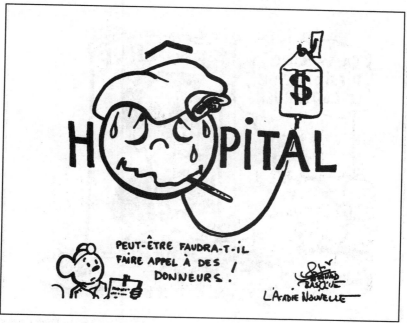

12 février 1993

Le gouvernement veut sabrer, encore une fois,
dans le système de santé.

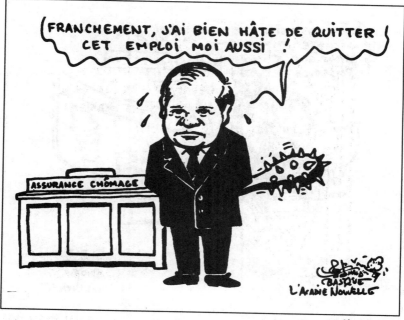

15 février 1993

Le ministre Bernard Valcourt présente son projet de loi C-105
pénalisant ceux qui réclament l'assurance-chômage après avoir quitté
volontairement leur emploi.

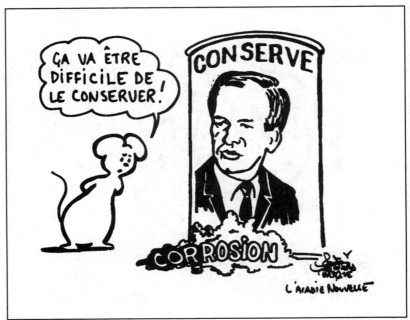

17 février 1993

Même après une élection partielle, le parti C.O.R. devance toujours le parti conservateur.

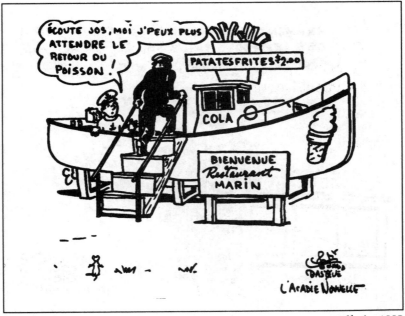

18 février 1993

C'est le recyclage.

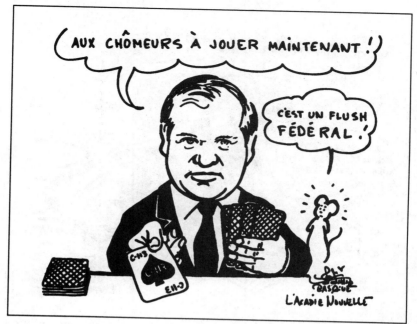

19 février 1993

Après l'obstruction au projet de loi C-105 sur la réforme de l'assurance-chômage, on va débattre du projet de loi C-113, lequel assouplira d'une certaine façon les mesures contraignantes pour limiter les abus et c'est Valcourt qui a les meilleures cartes.

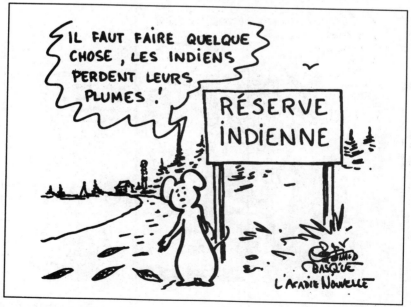

22 février 1993

On m'a taxé de raciste à cause de cette caricature, mais mon intention était toute autre.

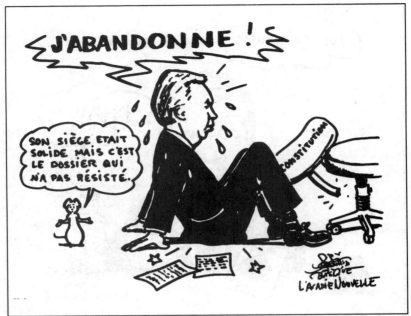

23 février 1993

Joe Clark se retire...

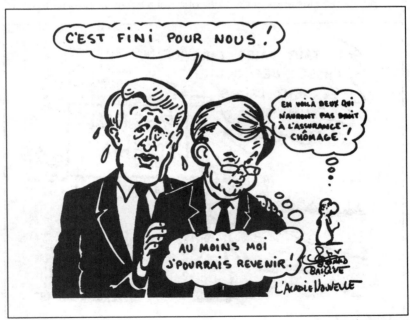

25 février 1993

... et Brian Mulroney démissionne lui aussi.

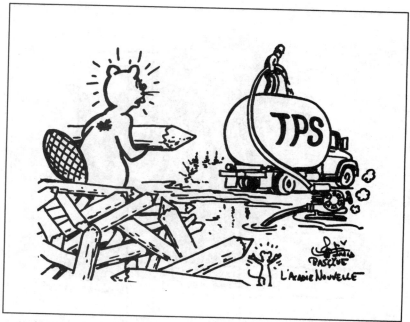

La T.P.S. est une nuisance, car elle puise symboliquement
dans l'eau du barrage qu'ont érigé les laborieux castors canadiens.

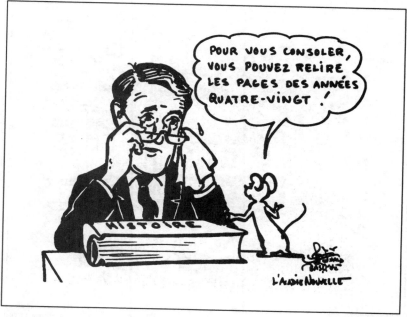

Le départ de Mulroney suscite une certaine tristesse chez ces gens
qui avaient cru en lui.

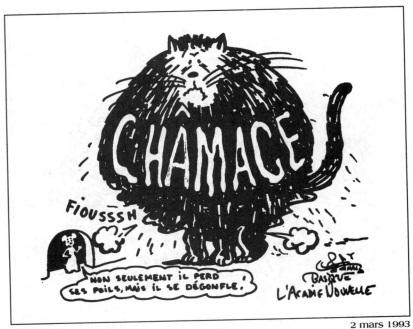

2 mars 1993

On titrait dans l'éditorial : L'économie reprend du poil de la bête.

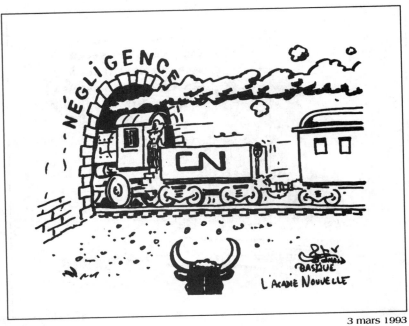

3 mars 1993

La négligeance a provoqué la dégradation du réseau ferroviaire.

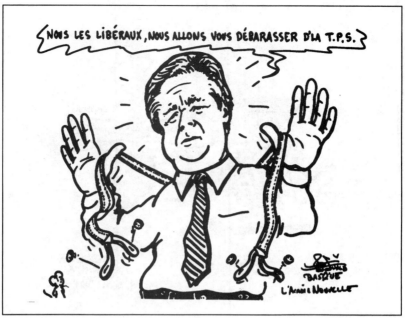

5 mars 1993

Douglas Young se pétait les bretelles, en promettant
de nous en débarrasser.

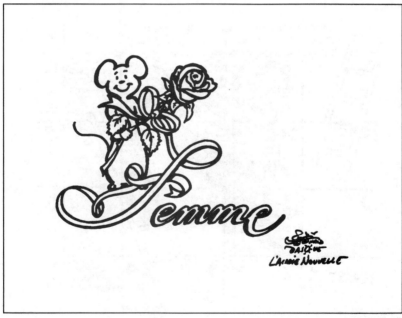

8 mars 1993

L'année internationale de la femme est décrétée
par l'Organisation des Nations Unies.

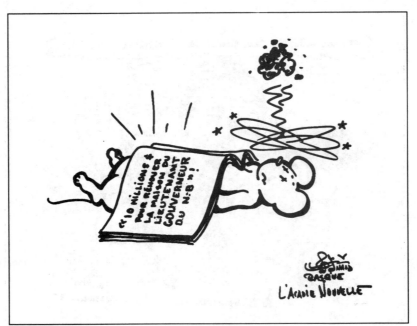

9 mars 1993

Alors qu'on coupe dans les budgets de la santé, on veut rénover
la maison du lieutenant gouverneur au coût de 10 millions.

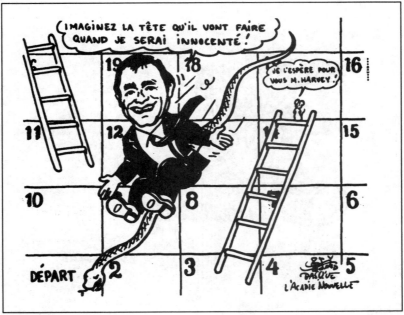

11 mars 1993

Fred Harvey, député libéral, a été reconnu
coupable de fraude électorale.

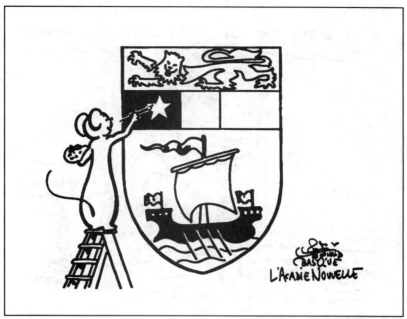

16 mars 1993

La signature officielle, à Ottawa, de la modification de l'amendement
constitutionnel sur l'égalité des deux communautés linguistiques
du Nouveau-Brunswick, m'a inspiré cette license qui a déplu
à certains anglophones de la province.

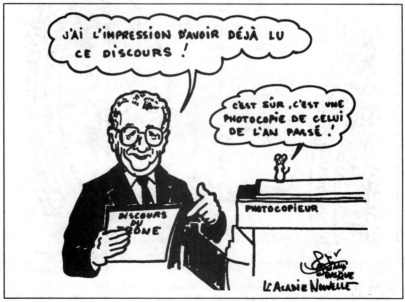

17 mars 1993

Le discours du trône prônait les mêmes thèmes
et les mêmes objectifs que celui de l'année précédente.

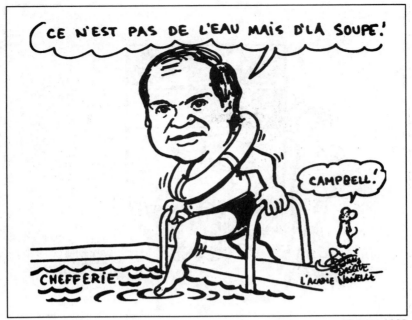

18 mars 1993

Bernard Valcourt avait été pressenti comme un successeur potentiel
à Mulroney, mais celui-ci décide de favoriser
Kim Campbell, vue sa popularité.

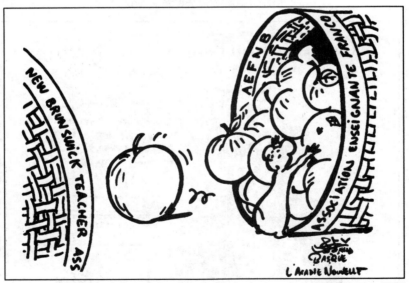

22 mars 1993

L'Association des Enseignants et Enseignantes du Nouveau-Brunswick
permet légalement à chacun de ses membres de faire un libre choix
entre la New Brunswick Teacher Association et l'Association des
Enseignants et Enseignantes Francophones du Nouveau-Brunswick
(AEEFNB) ; par conséquent, certains enseignants passent
du côté anglophone.

212

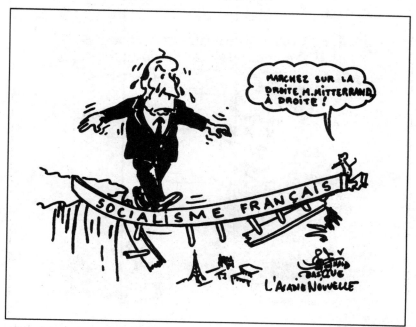

23 mars 1993

A la suite des élections, on constate un net recul
de la gauche en France.

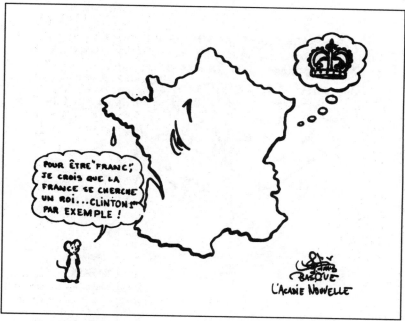

24 mars 1993

Les Français de France sont désillusionnés de la politique.

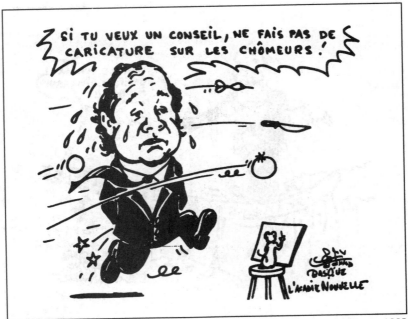

26 mars 1993

Les chômeurs sont très mécontents de Bernard Valcourt.

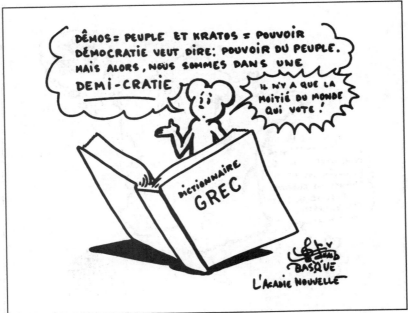

29 mars 1993

Frank McKenna avait remporté ses premières élections générales
avec moins de 50 % du vote et obtenait un parlement sans opposition.
Il en est de même pour beaucoup d'autres démocraties.

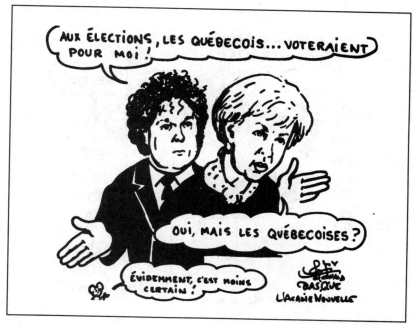

31 mars 1993

Les conservateurs doivent choisir
entre Jean Charest ou Kim Campbell.

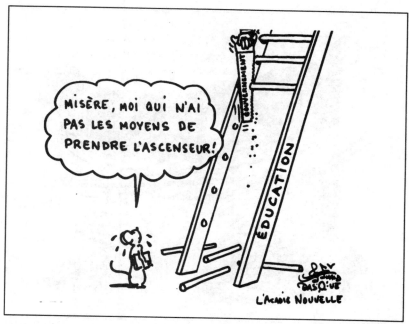

2 avril 1993

Un système basé sur la ségrégation financière.

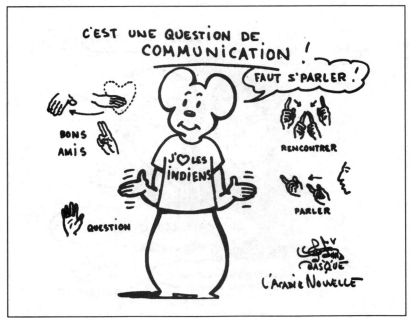

5 avril 1993

Les Amérindiens savaient communiquer entre eux.

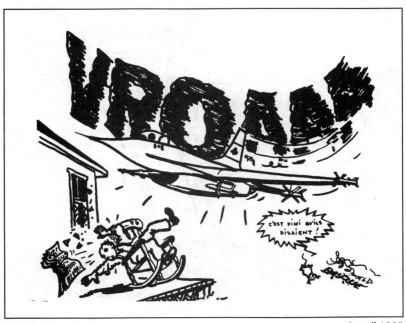

6 avril 1993

Des appareils survolent encore la région de Tracadie.

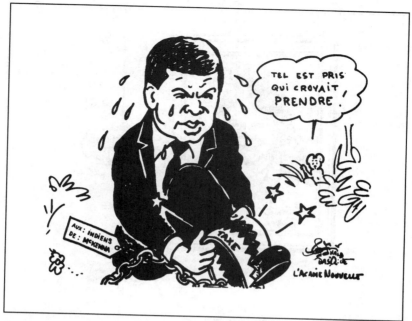

McKenna décide d'imposer une taxe aux Amérindiens
et ceux-ci protestent à tel point qu'il doit changer d'avis.

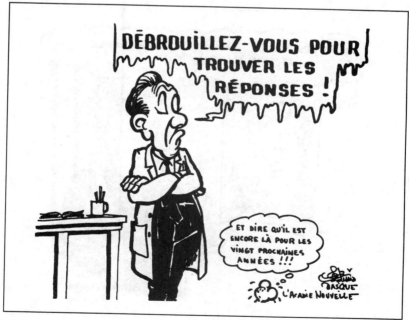

Certains professeurs prennent leur position d'enseignant pour acquise.

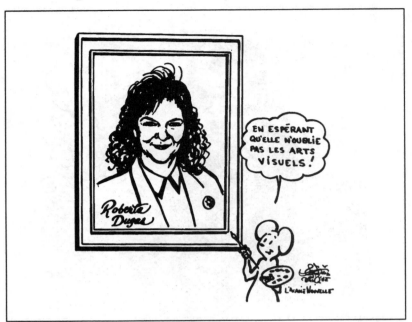

15 avril 1993

Roberta Dugas, mairesse de Caraquet,
propose une politique de développement culturel.

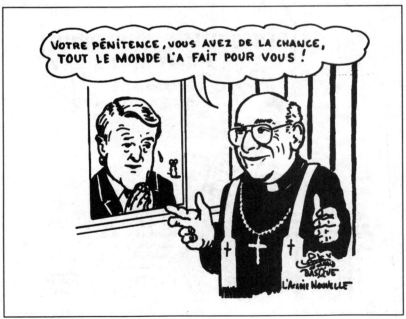

21 avril 1993

La Commission des Affaires Sociales des évêques catholiques
rappelle les grandes souffrances causées par le chômage.

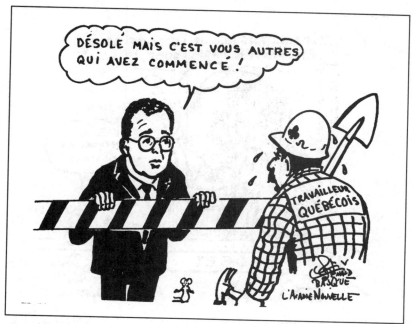

23 avril 1993

Le ministre, Denis Losier, s'occupe du problème des travailleurs québécois traversant la frontière du Nouveau-Brunswick pour y travailler alors que le Québec a une politique protectionniste.

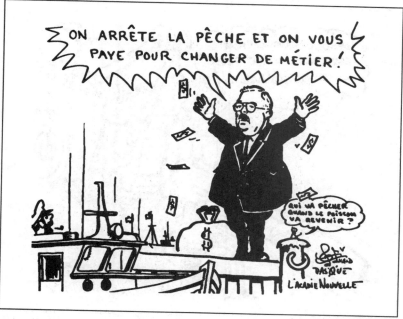

26 avril 1993

Le ministre Crosbie et son collègue Valcourt viennent de faire une déclaration majeure pour l'industrie des pêches, mais la petite souris est un peu plus optimiste.

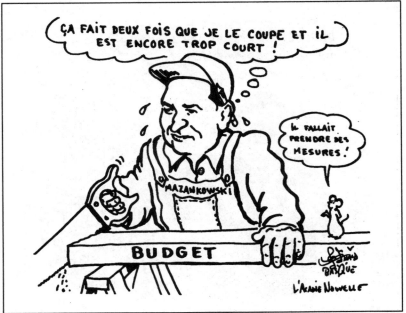

27 avril 1993

Don Mazankowski, ministre fédéral des Finances,
essaie de ne pas toucher aux sources de revenus,
en réduisant les dépenses du gouvernement.

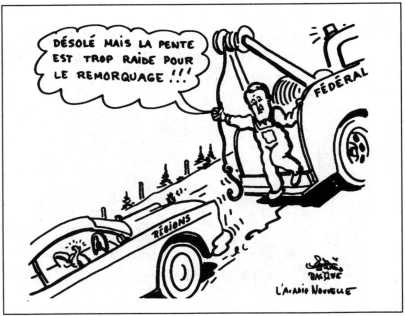

29 avril 1993

Lors du dernier budget de Mulroney, le fédéral a voulu se libérer
du secteur du développement économique régional.

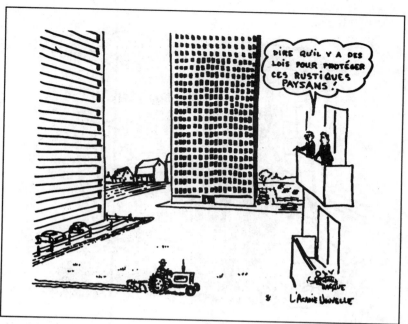

10 mai 1993

Un rapport sur l'utilisation des terres agricoles au Nouveau-Brunswick démontre que les terres arables sont menacées par l'industrialisation et l'urbanisation.

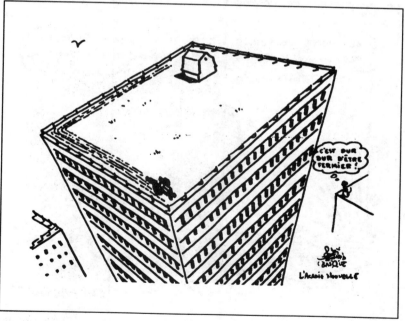

11 mai 1993

L'aménagement se fait de façon désordonnée.

221

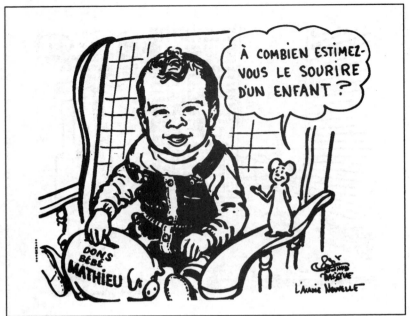

13 mai 1993

Je me suis servi de mon propre fils pour sensibiliser les gens à verser
un don à une maman de Rogersville, dont le fils doit subir une greffe
du foie ; elle doit payer les frais de déplacements, de logement,
de nourriture et autres dépenses que le régime de santé ne garantit pas.

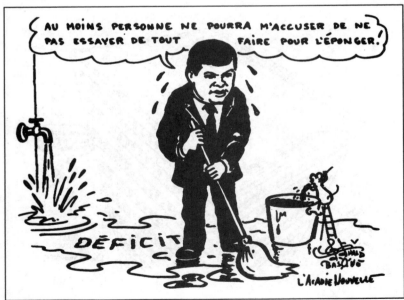

14 mai 1993

Les dépenses excèdent les revenus alors que McKenna
tente de réduire le déficit.

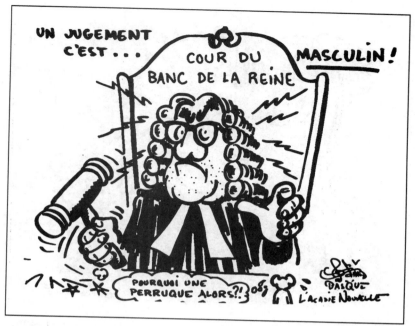

19 mai 1993

La Cour du banc de la reine est un monde d'hommes et le conseil consultatif sur la condition féminine du Nouveau-Brunswick s'est indigné de la nomination de trois nouveaux juges masculins.

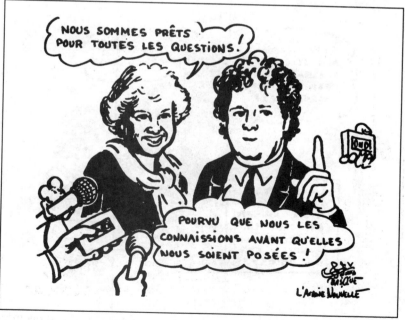

20 mai 1993

C'est le congrès à la chefferie du parti conservateur fédéral qui s'annonce et Kim Campbell, ainsi que Jean Charest, doivent répondre à beaucoup de questions.

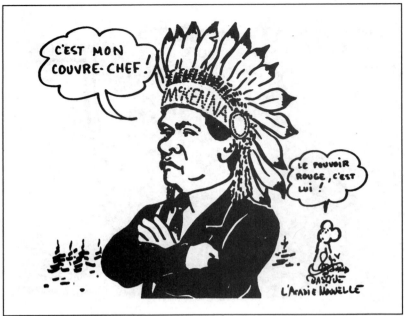

24 mai 1993

La décision d'imposer une taxe de vente aux Autochtones
de la province a causé bien des problèmes à McKenna,
mais finalement les esprits se sont calmés.

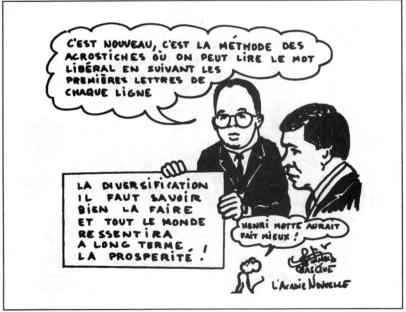

31 mai 1993

L'éditorialiste du journal l'Acadie Nouvelle, Henri Motte,
s'était servi d'acrostiches pour livrer des messages personnels
et le personnage de ma caricature, Denis Losier, en a fait tout autant.

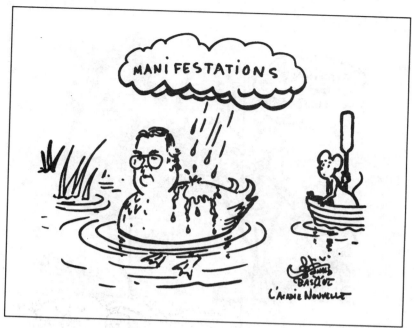

1 juin 1993

Le ministre Crosbie ne se préoccupe pas trop des morutiers
qui occupent les locaux du MPO de Tracadie.

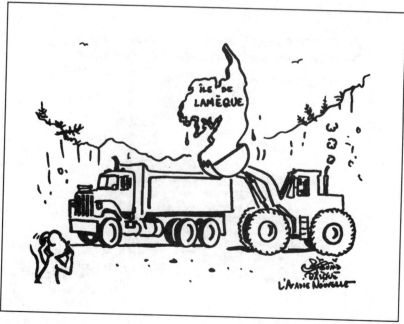

2 juin 1993

Une surexploitation des richesses de l'île Lamèque
menace l'écosystème.

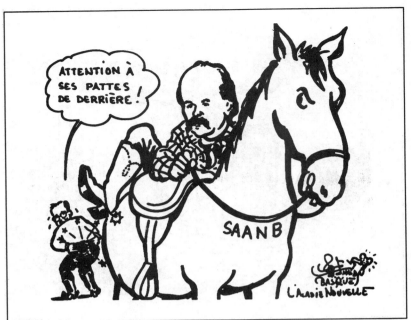

7 juin 1993

On parle d'un « putch » à la SAANB pour se débarrasser
de Germain Blanchard jugé trop libéral et on le remplace
par Jean-Marie Nadeau.

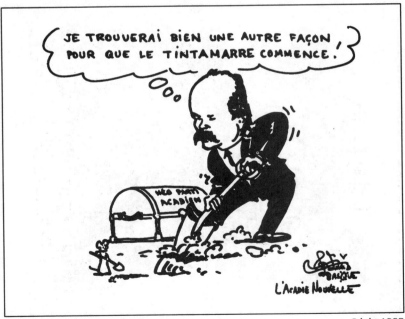

8 juin 1993

Nadeau avait publié un livre intitulé Que le tintamarre commence
sur le nationalisme acadien et avouait que «...seul un parti politique
acadien permettrait au peuple de cheminer ».

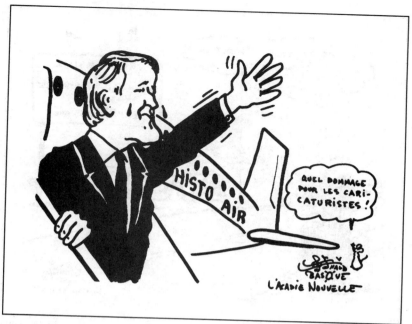

11 juin 1993

Le départ officiel de Mulroney
est une autre perte pour les caricaturistes.

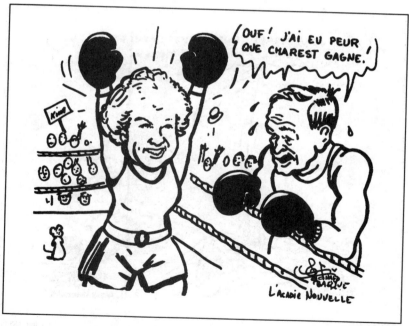

14 juin 1993

Kim Campbell devient le nouveau chef
du parti conservateur au fédéral.

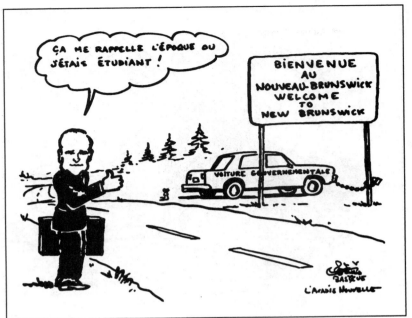

16 juin 1993

Gérald Clavette se fait accuser d'utiliser la voiture gouvernementale
pour des voyages personnels en dehors de la province.

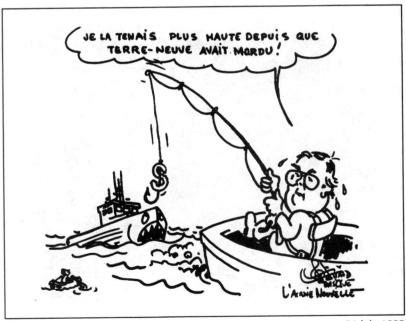

21 juin 1993

Crosbie veut régler la question des indemnités pour les « projets mer »,
lesquels passeront de 300$ à un peu plus de 400$ par semaine.

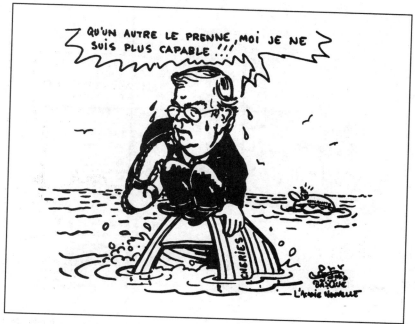

24 juin 1993

La démission de Crosbie est qualifiée de « bon débarras »
par Nelson Landry, éditorialiste du journal l'Acadie Nouvelle.

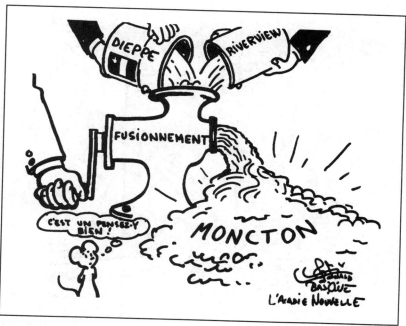

25 juin 1993

Les municipalités de Dieppe et Riverview
ne se laisseront pas fusionner facilement.

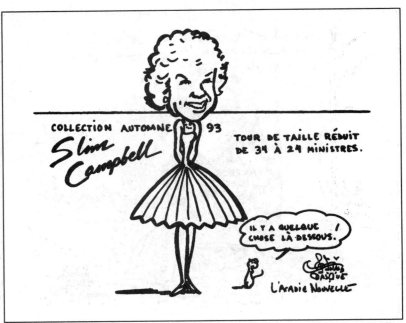

28 juin 1993

Kim Campbell a fait passer le cabinet de 34 à 24 ministres.

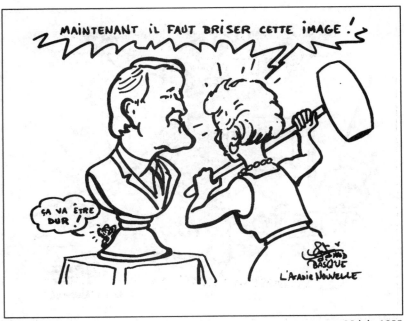

29 juin 1993

L'image de Mulroney nuit à la popularité de Kim Campbell.

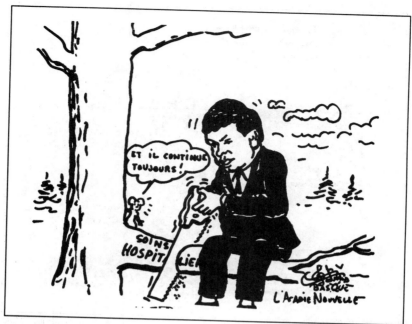

30 juin 1993

Les électeurs de Carleton-Nord élisent, lors d'une élection partielle,
un conservateur, Dale Graham, à cause de la politique
de réduction des services de McKenna.

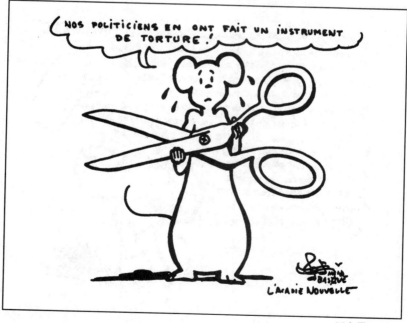

13 juillet 1993

Encore les coupures.

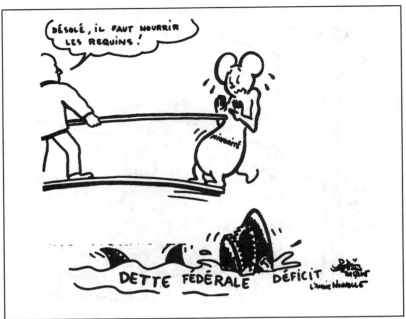

14 juillet 1993

On veut couper les contributions financières
aux groupes de pression.

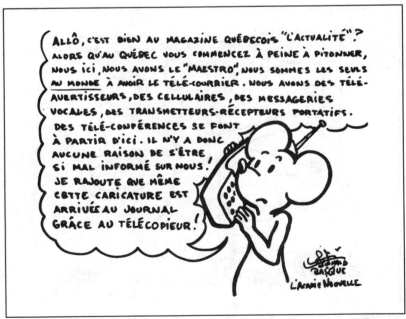

27 juillet 1993

Dans son numéro du mois d'août 1993,
la revue l'Actualité avait brossé un tableau inexact
et condescendant au sujet des Acadiens.

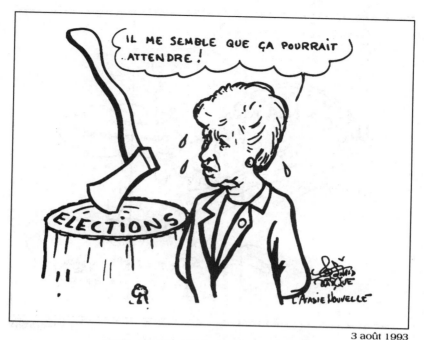

Le temps est venu pour Kim Campbell
de déclencher des élections.

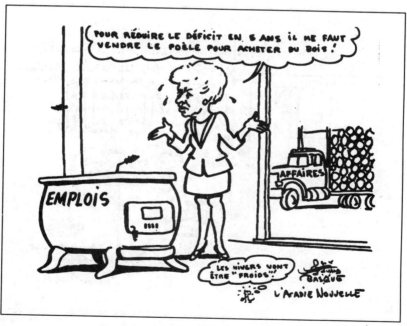

Kim Campbell prend l'engagement solennel
d'éliminer le déficit en cinq ans
et elle devra prendre les grands moyens.

233

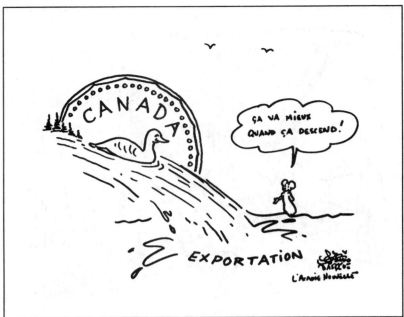

6 août 1993

On baisse la valeur du dollar canadien
pour favoriser les exportations.

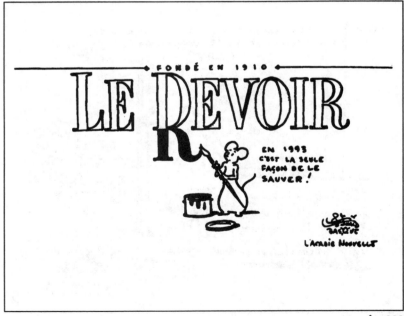

11 août 1993

Ce journal des intellectuels québécois est en difficulté
et on pense à revoir son contenu.

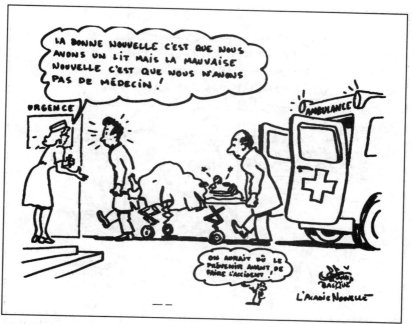

12 août 1993

A Saint-Quentin et Lamèque, on doit fonctionner sans médecin
à cause des coupures.

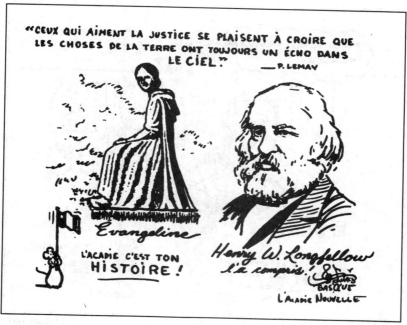

24 août 1993

Un hommage à l'auteur du célèbre poème Évangéline.

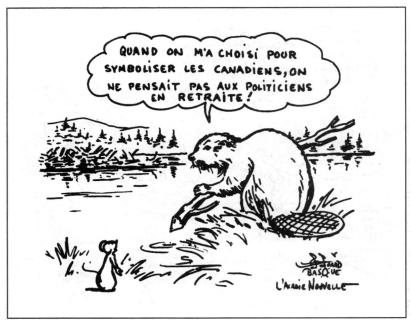

27 août 1993

Nos députés à Ottawa ne cessent de se voter un beau
et bon régime de pension.

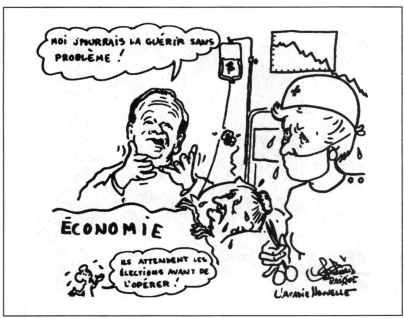

30 août 1993

Pendant que Jean Charest parle de faire des miracles,
Kim Campbell ne sait pas trop par où commencer.

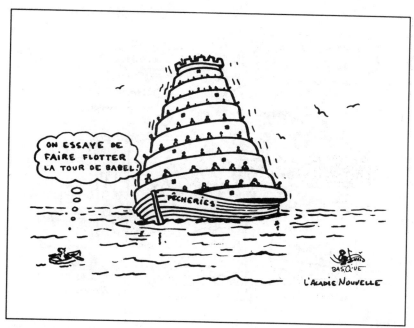

1 septembre 1993

L'industrie est malade et rien ne peut être fait
sans une véritable prise de conscience.

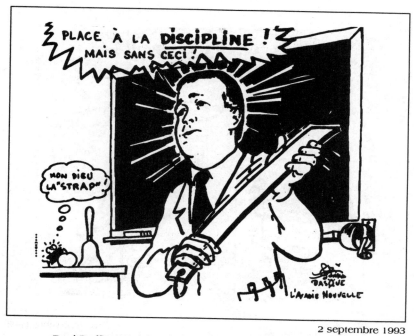

2 septembre 1993

Paul Duffie, ministre de l'Education, parle de la discipline
pour un milieu propice à l'apprentissage.

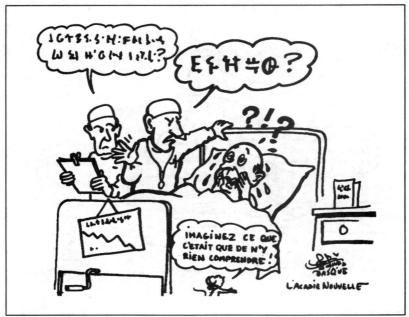

9 septembre 1993

Imaginez ce que ça doit être !

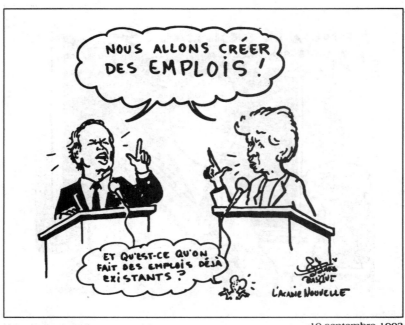

10 septembre 1993

Le même discours en stéréo sur la création d'emplois
alors que le pays ne cesse d'en perdre.

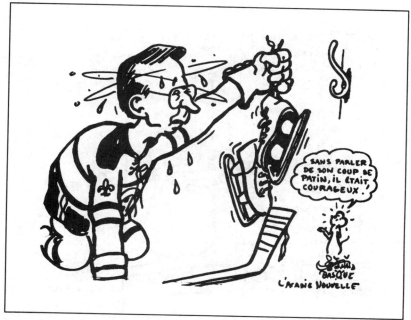

15 septembre 1993

Robert Bourassa est au bout du rouleau et démissionne
après une longue carrière politique vouée à maintenir le Québec
au sein du Canada en pleine crise constitutionnelle.

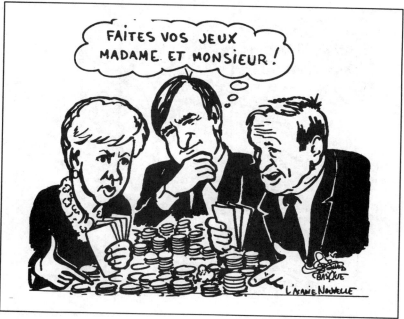

21 septembre 1993

Lucien Bouchard est l'observateur et il n'a qu'à critiquer
les deux joueurs pour se faire du capital politique.

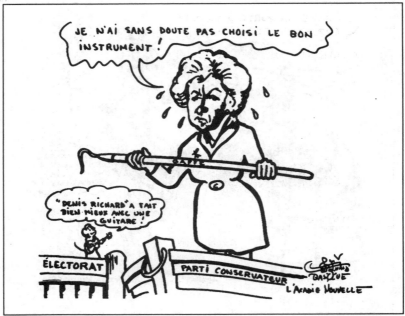

27 septembre 1993

Kim Campbell fait une gaffe en disant en pleine campagne :
«...Ce n'est pas le moment de discuter des programmes sociaux... ».

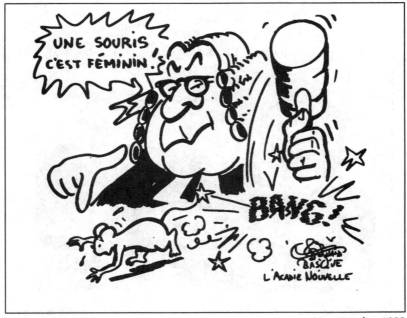

29 septembre 1993

Selon un rapport d'un groupe de travail, l'égalité des sexes
dans la profession juridique est discriminatoire envers les femmes.

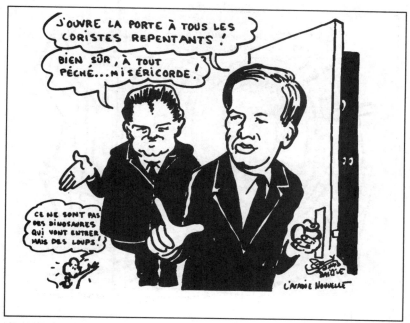

1 octobre 1993

Dennis Cochrane et surtout le député Jean Gauvin
du parti conservateur proposent d'accueillir dans leurs rangs
des coristes « repentants ».

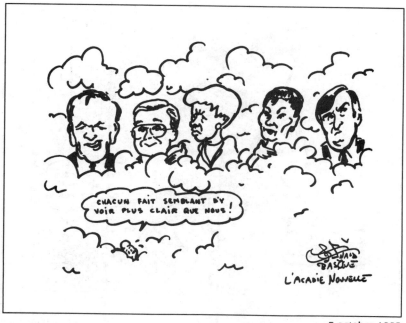

5 octobre 1993

Tous les candidats sont là : Jean Chrétien – libéral, Preston Manning –
Reform party, Kim Campbell – conservateur, Audrey McLaughlin – N.P.D.
et Lucien Bouchard – Bloc québécois.

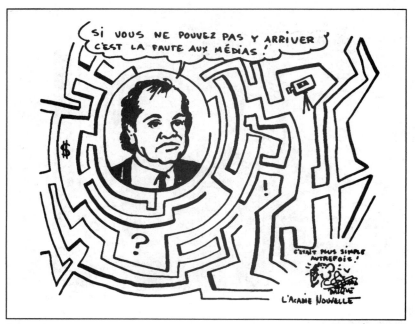

8 octobre 1993

Bernard Valcourt blâme les médias, s'il n'est pas bien compris.

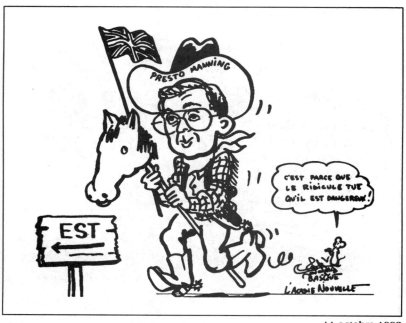

11 octobre 1993

Preston Manning aimerait étendre sa politique réformiste
un peu plus à l'Est.

242

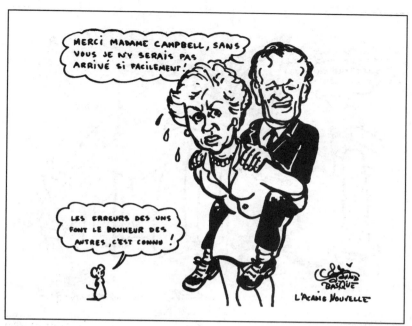

13 octobre 1993

A quelques jours des élections, on voit Chrétien profiter
des erreurs ou des gaffes de Campbell.

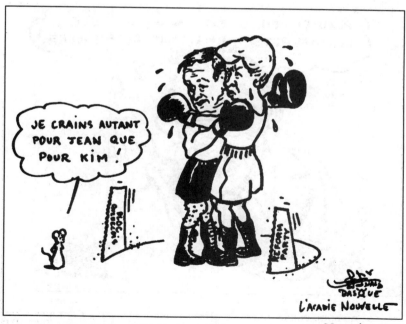

20 octobre 1993

Les deux partis traditionnels sont menacés
par le Bloc québécois et le Reform party.

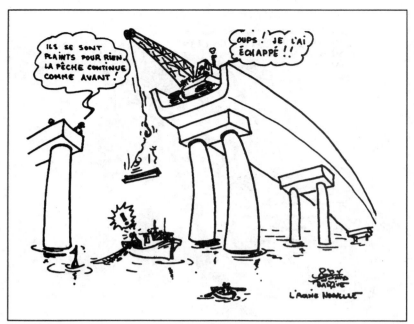

21 octobre 1993

La construction d'un lien fixe entre L'Ile-du-Prince-Edouard
et le Nouveau-Brunswick suscite des inquiétudes
de la part des pêcheurs.

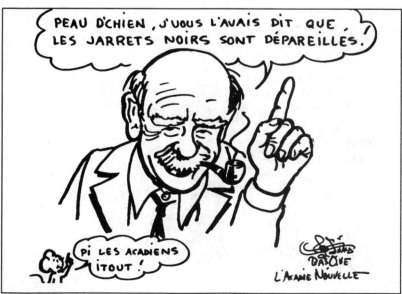

22 octobre 1993

Une autre coïncidence : je devais illustrer la visite à Caraquet
de représentants de la Beauce au Québec en caricature.
Comme le père Gédéon se prétend de cette région, je l'ai donc utilisé
pour ma caricature sans savoir que l'auteur du personnage,
Doris Lussier, était agonisant. Je crois qu'il est décédé le lendemain.

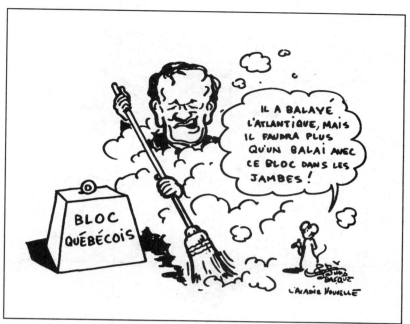

26 otobre 1993

Jean Chrétien devient premier ministre du Canada
avec le Bloc québécois comme oppositon officielle.

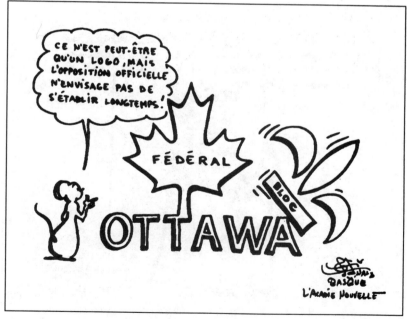

27 octobre 1993

Le logo du Bloc québécois est penché,
ce qui m'a inspiré cette constatation.

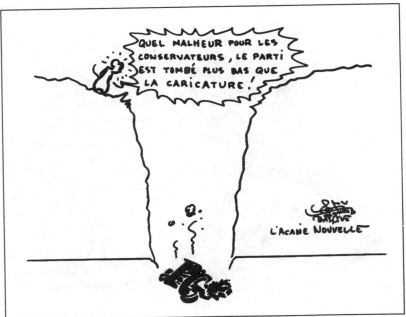

29 octobre 1993

La défaite des conservateurs est douloureuse,
car presque tous les candidats sont battus,
excepté Jean Charest et Elsie Wayne.

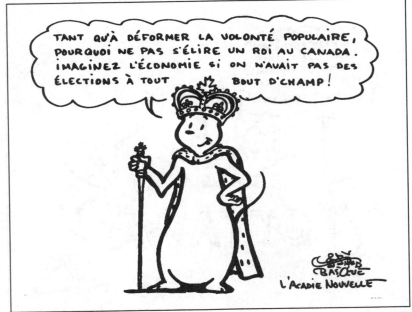

3 novembre 1993

Réflexion monarchique.

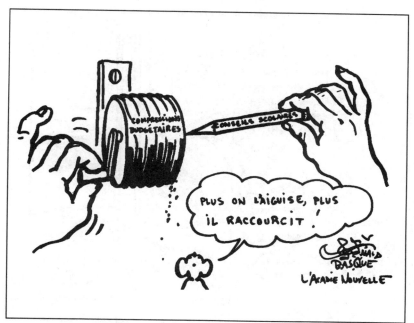

La même question de logique aux conseils scolaires comme ailleurs.

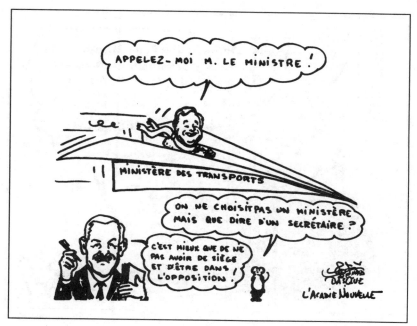

Douglas Young devient ministre des Transports alors que
Fernand Robichaud se voit récompensé en étant nommé secrétaire
d'État pour avoir laissé sa place à Jean Chrétien dans Beauséjour.

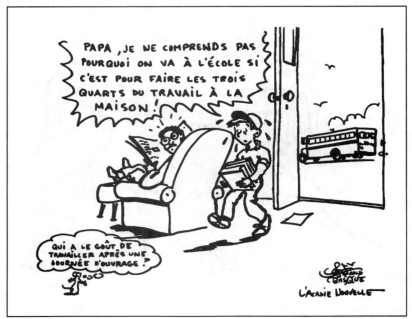

8 novembre 1993

Je trouve que les élèves ont trop de devoirs à la maison.

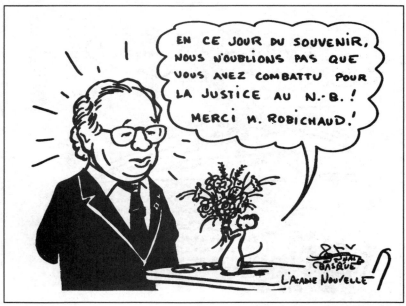

11 novembre 1993

Un hommage à un politicien qui mérite toute mon admiration
pour avoir assuré l'équité aux citoyens du Nouveau-Brunswick.
Les réformes sociales qu'il a introduites dès 1965 ont été les plus
audacieuses de l'histoire de toutes les provinces canadiennes.

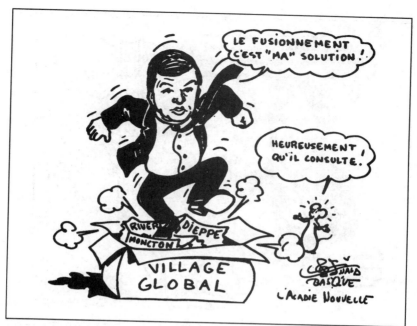

12 novembre 1993

McKenna ne comprend pas que Dieppe ne veuille pas de fusion.

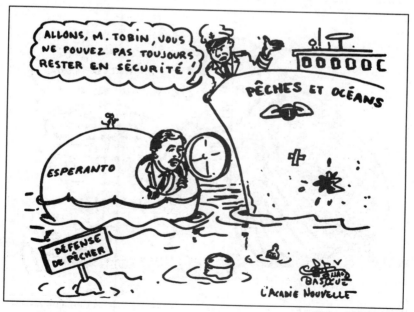

15 novembre 1993

Brian Tobin, nouveau ministre des Pêches, se montre très prudent
avant de porter des jugements sur le problème des pêches.

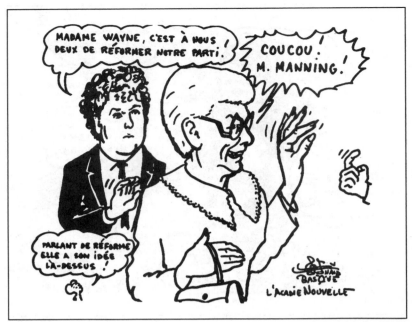

17 novembre 1993

Elsie Wayne se fait courtiser par le parti réformiste
alors qu'elle est la seule, avec Jean Charest,
à former le parti conservateur.

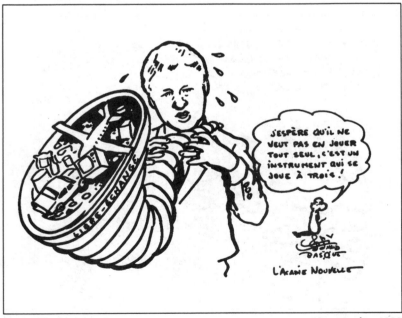

19 novembre 1993

Les Américains essaient de gagner le maximum
lors des affrontements sur l'accord de libre-échange.

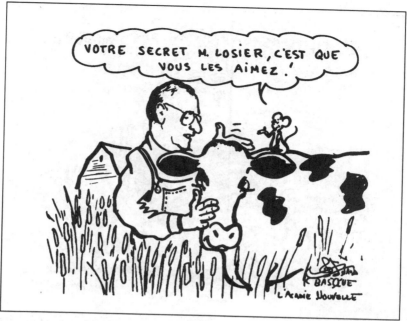

23 novembre 1993

Albert Losier de Tilley Road était honoré
comme agriculteur de l'année au Nouveau-Brunswick.

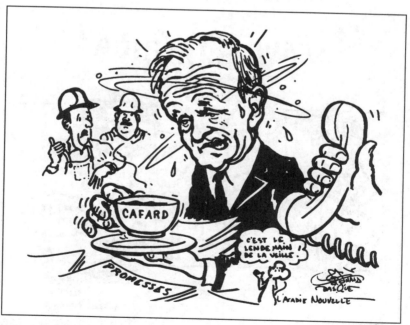

25 novembre 1993

La lune de miel est terminée pour Jean Chrétien.

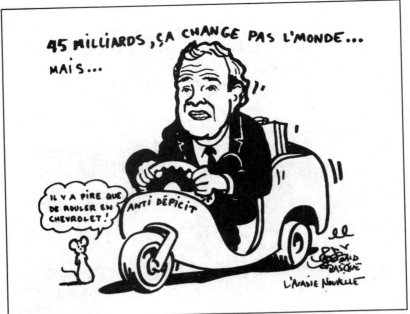

30 novembre 1993

Pour éviter le gaspillage, le premier ministre Chrétien échange
la Cadillac contre une Chevrolet à titre de voiture officielle.
Que fera Paul Martin, ministre des Finances ?

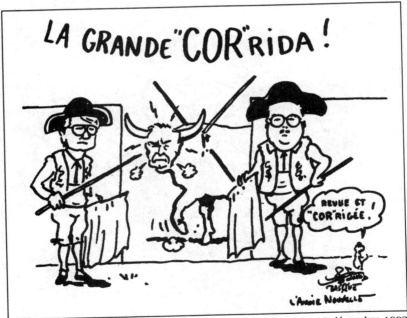

3 décembre 1993

Un congrès à la direction du parti C.O.R. oppose Arch Pafford
à Brent Taylor, mais le parti restera divisé.
Danny Cameron (le taureau) continuera d'affirmer qu'il en est le chef.

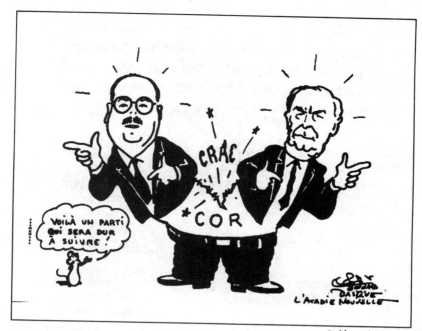

6 décembre 1993

Brent Taylor sort vainqueur du congrès
et nous nous retrouvons en présence d'un parti à deux têtes.

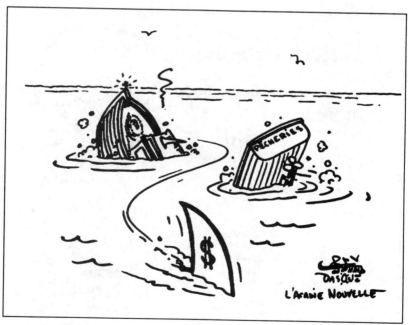

8 décembre 1993

L'argent a fait son oeuvre.

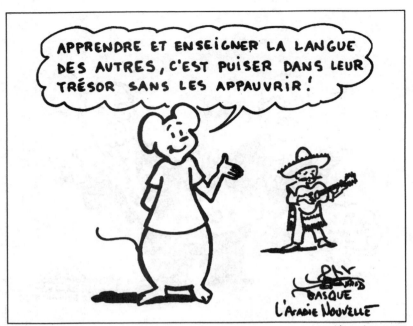

10 décembre 1993

Si señor !

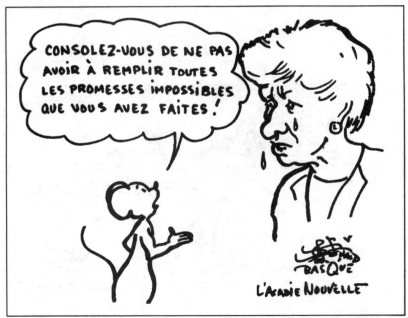

14 décembre 1993

Ce n'est pas une si mince consolation que ça.

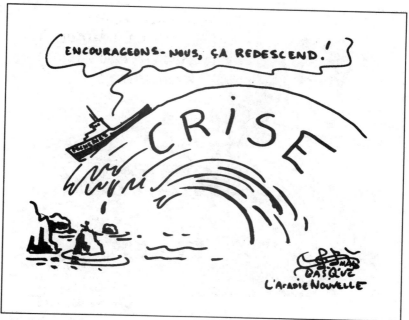

20 décembre 1993

Un peu d'optimisme !

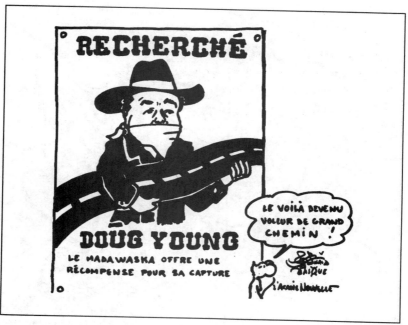

29 décembre 1993

Douglas Young décide d'appuyer un dossier qui touche sa circonscription électorale, mais on l'accuse de détournement de fonds destinés au réseau routier du Nord-Ouest du Nouveau-Brunswick.

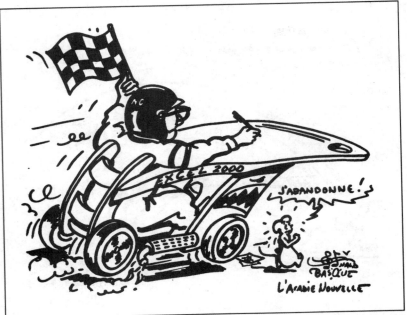

30 décembre 1993

L'excellence en éducation, est-ce un mythe ou une réalité ?
En tout cas, la souris dit qu'elle abandonne...

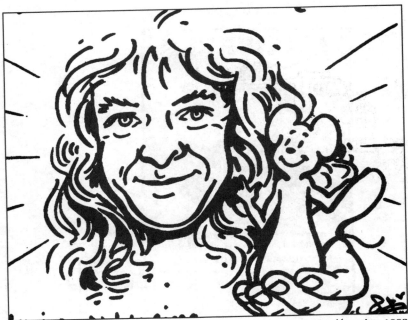

31 décembre 1993

... et c'était vrai.